100 Recetas de Comidas y Jugos para la Artritis:

Reduzca el Dolor y Disconformidad Naturalmente

Por

Joe Correa CSN

DERECHOS DE AUTOR

Esta publicación está diseñada para proveer información precisa y autoritaria respecto al tema en cuestión. Es vendido con el entendimiento de que ni el autor ni el editor están envueltos en brindar consejo médico. Si éste fuese necesario, consultar con un doctor. Este libro es considerado una guía y no debería ser utilizado en ninguna forma perjudicial para su salud. Consulte con un médico antes de iniciar este plan nutricional para asegurarse que sea correcto para usted.

RECONOCIMIENTOS

Este libro está dedicado a mis amigos y familiares que han tenido una leve o grave enfermedad, para que puedan encontrar una solución y hacer los cambios necesarios en su vida.

100 Recetas de Comidas y Jugos para la Artritis:

Reduzca el Dolor y Disconformidad Naturalmente

Por

Joe Correa CSN

CONTENIDOS

ACERCA DEL AUTOR

Luego de años de investigación, honestamente creo en los efectos positivos que una nutrición apropiada puede tener en el cuerpo y la mente. Mi conocimiento y experiencia me han ayudado a vivir más saludablemente a lo largo de los años y los cuales he compartido con familia y amigos. Cuanto más sepa acerca de comer y beber saludable, más pronto querrá cambiar su vida y sus hábitos alimenticios.

La nutrición es una parte clave en el proceso de estar saludable y vivir más, así que empiece ahora. El primer paso es el más importante y el más significativo.

INTRODUCCION

100 Recetas de Comidas y Jugos para la Artritis: Reduzca el Dolor y Disconformidad Naturalmente

Por Joe Correa CSN

Los síntomas varían de un momento al otro. Pero si no se los trata, se vuelven progresivos, resultando en una deformación completa de las articulaciones. La artritis no es algo que debería tratar por su cuenta. Un médico determinará qué tipo posee y le prescribirá medicaciones para el dolor.

Una nutrición apropiada incluye la reducción de alimentos inflamatorios que incluyen grasas malas y altos contenidos de carbohidratos azucarados. Debería también considerar perder un poco de peso. Esto contribuye en gran cantidad a las dificultades de movilidad, lo cual es lógico.

Este libro es un comienzo perfecto. Una colección de recetas extremadamente saludables que ayudarán a la habilidad de su cuerpo de sanar. Las recetas que encontrará en este libro son excelentes impulsadores de nutrientes que fortalecerán su cuerpo. Están basadas en alimentos reales y orgánicos sin aditivos, ingredientes altamente procesados u otras toxinas encontradas en los menús diarios. Este libro también le dará una gran cantidad de grasas saludables, ácidos grasos ricos en omega 3 como el aceite de oliva y las grasas del salmón. La evidencia epidemiológica muestra que una dieta rica en estos ácidos grasos es extremadamente beneficial para la salud del esqueleto. Además de omegas, las recetas de este libro son ricas en otro nutriente muy importante para los huesos: el calcio. El calcio ayudará a regenerar las articulaciones dañadas causadas por la artritis.

Este libro es una perfecta colección de recetas de comidas y jugos deliciosas, y saludables que, al combinarlas con ejercicio moderado, son la mejor forma de mantener las articulaciones saludables y prevenir daño adicional.

100 RECETAS DE COMIDAS Y JUGOS PARA LA ARTRITIS: REDUZCA EL DOLOR Y DISCONFORMIDAD NATURALMENTE

COMIDAS

1.   Ensalada de Huevos y Palta

Ingredientes:

1 palta mediana, en trozos

2 huevos grandes, hervidos y en trozos

½ taza de queso crema

1 cucharadita de jugo de limón

1 diente de ajo, molido

1 cucharada de perejil fresco, en trozos finos

2 cucharadas de mayonesa

¼ cucharadita de pimentón dulce ahumado, molido

¼ cucharadita de sal

Preparación:

Combinar el queso crema, jugo de limón, mayonesa, pimentón y sal en un tazón. Batir bien hasta que esté combinado y dejar a un lado.

Combinar la palta y huevos hervidos en un tazón grande de ensalada. Sacudir para mezclar y rociar con la marinada. Revolver bien y refrigerar 1 hora antes de usar.

Información nutricional por porción: Kcal: 270, Proteínas: 6.5g, Carbohidratos: 7.5g, Grasas: 24.9g

2. Sopa de Coco y Camarones

Ingredientes:

8 onzas de camarones, sin piel ni vaina

12 onzas de leche de coco

1 taza de granos de maíz

4 cucharadas de aceite vegetal

¼ taza de chalotes, en rodajas finas

2 cucharadas de alcaparras, en trozos

1 cucharadita de mezcla de sazón de vegetales

1 cucharadita de polvo de curry

Preparación:

Precalentar 2 cucharadas de aceite en una sartén grande a fuego medio/alto. Añadir los camarones y polvo de curry y revolver bien. Cocinar por 1-2 minutos, o hasta que ennegrezcan. Transferir los camarones a un tazón. Reducir el fuego al mínimo y agregar el aceite restante.

Añadir los chalotes y alcaparras y cocinar por 2-3 minutos. Rociar con mezcla de sazón de vegetales y revolver bien.

Añadir la leche de coco, granos de maíz y camarones. Revolver y cocinar por 5 minutos. Remover del fuego. Decorar con alcaparras y servir.

Información nutricional por porción: Kcal: 425, Proteínas: 16.5g, Carbohidratos: 14.9g, Grasas: 35.4g

3. Batido de Manzana y Espinaca

Ingredientes:

1 manzana mediana en trozos

1 taza de pepino, sin piel y en rodajas

1 taza de espinaca bebé, en trozos

1 taza de agua

1 cucharada de semillas de linaza

Preparación:

Combinar la manzana, pepino y agua en una procesadora. Pulsar hasta que esté suave y luego añadir los otros ingredientes. Pulsar por 1 minuto y transferir a vasos. Refrigerar por 1 hora antes de servir, o añadir cubos de hielo y servir inmediatamente.

Información nutricional por porción: Kcal: 88, Proteínas: 1.7g, Carbohidratos: 18.8g, Grasas: 1.4g

4.   Atún Blanco con Vegetales Asados

Ingredientes:

2 latas de Atún blanco, desmenuzado y colado

4 pimientos, en tiras

1 cebolla mediana, en rodajas

1 taza de salsa de tomate

1 pimiento jalapeño pequeño, molido

2 huevos grandes, hervidos

¼ taza de anchoas, coladas

1 cucharada de jugo de limón

3 cucharadas de aceite de oliva

¼ cucharadita de sal

¼ cucharadita de pimienta negra, molida

Preparación:

Precalentar el horno a 475°F.

Combinar el jugo de limón, aceite, sal y pimienta en un tazón pequeño. Revolver bien y dejar a un lado.

Poner los pimientos y cebolla en una fuente grande engrasada. Hornear por 20 minutos y añadir la salsa de tomate. Cocinar por 10 minutos más, o hasta que los vegetales ablanden. Remover del fuego y dejar enfriar.

Transferir los vegetales a un tazón grande y añadir el pimiento jalapeño.

Hervir los huevos por 8-10 minutos a fuego medio/alto. Remover y colar. Poner los huevos bajo agua fría para enfriar completamente. Pelar y cortar en gajos. Añadirlos al tazón de ensalada y sacudir para combinar con los vegetales.

Añadir el atún y revolver bien. Cubrir con anchoas y rociar con sal extra de ser necesario. Disfrute.

Información nutricional por porción: Kcal: 256, Proteínas: 19.3g, Carbohidratos: 16.1g, Grasas: 14.3g

5.   Ensalada de Lima Fresca y Pepino

Ingredientes:

3.5 onzas pepino, sin piel y en rodajas

1 cucharada de jugo de lima fresco

3 cucharadas de aceite de oliva extra virgen

2 cucharadas de perejil, en trozos finos

2 dientes de ajo, molidos

½ cucharadita de sal

¼ cucharadita de pimienta negra, recién molida

Preparación:

Pelar y cortar el pepino. Transferir a una fuente para servir. Combinar el aceite de oliva con el jugo de lima fresco, perejil, dientes de ajo, sal y pimienta. Revolver para combinar. Verter la mezcla sobre la ensalada de pepino y refrigerar 1 hora antes de servir.

Información nutricional por porción: Kcal: 121, Proteínas: 2.2g, Carbohidratos: 3.1g, Grasas: 13.2g

6.   Pollo Dulce a la Dijon

Ingredientes:

2 libras de pechugas de pollo, sin piel ni hueso

2 cucharadas de Mostaza de Dijon

2 cucharadas de miel cruda

2 cucharadas de vinagre de vino tinto

3 cucharadas de jugo de limón

2 cucharadas de aceite de oliva

¼ cucharadita de sal

¼ cucharadita de pimienta negra, molida

Preparación:

Precalentar el horno a 350°F.

Combinar la mostaza, miel, vinagre, jugo de limón, aceite, sal y pimienta en un tazón. Revolver bien y dejar a un lado.

Poner papel de cocina sobre una fuente y esparcir los filetes de pollo encima. Verter la salsa sobre cada filete y llevar al horno. Cocinar por 1 hora, o hasta que dore.

Servir la carne con vegetales al vapor o arroz. Disfrute.

Información nutricional por porción: Kcal: 355, Proteínas: 44.1g, Carbohidratos: 6.3g, Grasas: 16.1g

7. Ensalada Liviana de Hinojo con Cobertura de Limón Cremosa

Ingredientes:

7 onzas de apio, en tiras longitudinales

1 pepino pequeño, en tiras longitudinales

1 calabacín pequeño, en tiras longitudinales

1 bulbo de hinojo mediano, en tiras longitudinales

1 cucharada de jugo de limón

½ cucharadita de sal

¼ cucharadita de pimienta negra, molida

Para la salsa:

10 fl onzas de yogurt

3 cucharadas de aceite vegetal

2 cucharadas de jugo de limón

½ cucharadita de sal

¼ cucharadita de pimienta negra, molida

1 cucharadita de eneldo, en trozos finos

Preparación:

Combinar los ingredientes de la salsa en un tazón. Revolver bien y dejar a un lado.

Poner todos los vegetales en una fuente de servir y rociar con jugo de limón. Sazonar con sal y pimienta a gusto. Rociar con la salsa y revolver nuevamente.

Servir.

Información nutricional por porción: Kcal: 105, Proteínas: 4.5g, Carbohidratos: 11.6g, Grasas: 6.3g

8.   Brotes de Bruselas Horneados con Ajo y Aceite de Oliva

Ingredientes:

1 libra de Brotes de Bruselas, enteros

5 dientes de ajo, en trozos finos

2 cucharadas de aceite de oliva

½ cucharadita de sal

¼ cucharadita de pimienta negra, molida

1 cucharadita de manteca, derretida

Preparación:

Precalentar el horno a 400°F.

Poner los brotes de Bruselas en una olla profunda. Añadir agua hasta cubrir. Hervir y reducir el fuego. Cocinar por 10 minutos, o hasta que ablanden. Remover del fuego y transferir a un tazón grande.

Agregar ajo, aceite de oliva y manteca derretida. Sazonar con sal y pimienta a gusto. Revolver bien para combinar.

Transferir la mezcla a una fuente de hornear grande en una sola capa. Cocinar por 20 minutos. Remover y servir.

Información nutricional por porción: Kcal: 163, Proteínas: 3.1g, Carbohidratos: 6.5g, Grasas: 13.8g

9. Ensalada de Menta y Arroz

Ingredientes:

1 taza de arroz negro de grano largo

3 cebollas de verdeo, en trozos finos

½ taza de maíz dulce

1 pimiento rojo mediano

1 cucharada de menta fresca, en trozos finos

2 cucharadas de aceite de oliva extra virgen

1 cucharada de vinagre de sidra de manzana

¼ cucharadita de sal

Preparación:

Poner el arroz en una olla profunda. Añadir 3 tazas de agua y hervir. Reducir el fuego, tapar y hervir hasta que el agua evapore. Remover y dejar enfriar.

Combinar los ingredientes en un tazón profundo. Añadir aceite de oliva, vinagre de sidra de manzana y sal a gusto. Mezclar bien para combinar.

Servir frío.

Información nutricional por porción: Kcal: 395, Proteínas: 2.4g, Carbohidratos: 37.8g, Grasas: 17.7g

10. Sopa de Brócoli y Champiñones con Cheddar

Ingredientes:

10 onzas de brócoli fresco, en trozos

10 champiñones, en trozos

2 tazas de caldo vegetal, sin sal

1 taza de agua

¼ taza de leche descremada

1 taza de queso cheddar, desmenuzado

½ cucharadita de sal

¼ cucharadita de pimienta negra, molida

Preparación:

Poner el brócoli en una olla de agua hirviendo. Cocinar hasta que ablande y remover del fuego. Colar y dejar a un lado.

Combinar los champiñones, caldo vegetal, leche, sal y pimienta en una olla profunda a fuego medio/alto. Cocinar hasta que hierva y agregar el brócoli. Reducir el fuego al mínimo y tapar. Hervir por 20 minutos. Remover del fuego y dejar enfriar completamente. Transferir a una procesadora y pulsar hasta que quede suave.

Retornar la sopa a la olla y calentarla. Añadir el queso. Servir caliente.

Información nutricional por porción: Kcal: 115, Proteínas: 8.9g, Carbohidratos: 5.2g, Grasas: 7.0g

11. Risotto con Salmón

Ingredientes:

1 libra de filetes de salmón, sin piel ni hueso, en trozos

2 tazas de arroz blanco de grano largo

2 cucharadas de jarabe de arce

1 diente de ajo, molido

2 cucharadas de aceite de oliva

¼ cucharadita de sal

¼ cucharadita de pimienta negra, molida

Preparación:

Poner el arroz en una olla grande. Verter 3 tazas de agua y hervir. Cocinar hasta que el agua evapore. Remover del fuego y dejar a un lado.

Precalentar el aceite en una sartén grande a fuego medio/alto. Añadir el jarabe de arce y ajo. Revolver y cocinar por 1 minuto, y luego añadir el salmón. Rociar con sal y pimienta y cocinar hasta que dore, revolviendo ocasionalmente.

Información nutricional por porción: Kcal: 575, Proteínas: 28.7g, Carbohidratos: 81.0g, Grasas: 14.6g

12. Espinaca Estofada con Cilantro Fresco

Ingredientes:

7 onzas espinaca fresca, en trozos

2 cucharadas cilantro fresco, en trozos finos

1 cucharadita de vinagre de sidra de manzana

3 cucharadas de aceite de oliva extra virgen

Agua fresca

Preparación:

Llenar una cacerola grande con agua fresca y hervir. Lavar la espinaca y añadirla a la cacerola. Tapar y reducir el fuego al mínimo. Cocinar por 2-3 minutos, hasta que marchite.

Remover del fuego y colar. Dejar enfriar.

Transferir la espinaca a una sartén. Añadir aceite de oliva y freír por varios minutos, revolviendo constantemente. Remover del fuego y sazonar con cilantro fresco y vinagre de sidra de manzana. Servir.

Información nutricional por porción: Kcal: 38, Proteínas: 3.0g, Carbohidratos: 5.4g, Grasas: 7.3g

13.   Pan Pita con Manzana Cremosa y Pavo

Ingredientes:

8 onzas de pechugas de pavo, sin piel ni hueso

1 manzana mediana sin centro y en rodajas

1 cebolla pequeña, en rodajas

2 pimientos medianos, en tiras

½ taza de yogurt natural

1 diente de ajo, molido

2 cucharadas de aceite de oliva

2 cucharadas de jugo de limón

¼ cucharadita de menta seca, molida

3 pan pita, de trigo integral, por la mitad

Preparación:

Combinar las rodajas de manzana con jugo de limón en un tazón mediano. Dejar a un lado para que penetre.

Precalentar el aceite en una sartén antiadherente grande a fuego medio/alto. Añadir la cebolla, pimientos y cocinar hasta que estos ablanden. Agregar la carne y revolver bien. Cocinar por 10-15 minutos. Reducir el fuego al mínimo y añadir la mezcla de manzanas. Cocinar por 2 minutos más, revolviendo constantemente. Remover del fuego.

Combinar el yogurt, ajo y menta. Revolver bien y dejar a un lado.

Doblar los panes por la mitad e insertar la mezcla de carne. Añadir 1 cucharada de la mezcla de yogurt y servir.

Información nutricional por porción: Kcal: 215, Proteínas: 11.1g, Carbohidratos: 29.2g, Grasas: 6.1g

14. Ensalada de Zanahoria Dulce

Ingredientes:

1 zanahoria mediana, en rodajas

2oz espinaca bebé, en trozos

1 tomate mediano, en trozos finos

2 onzas de fideos de arroz, remojados

¼ taza de arándanos frescos

Para el aderezo:

¼ taza de miel

¼ taza de jugo de lima fresco

1 cucharadita de Mostaza de Dijon

¼ cucharadas de comino, molido

Preparación:

Remojas los fideos de arroz en agua por unos 15 minutos. Colar y transferir a un tazón. Dejar a un lado.

Añadir la espinaca trozada, tomate, zanahoria y arándanos. Sacudir para combinar.

En otro tazón, combinar los ingredientes de la marinada y mezclar bien. Rociar sobre la ensalada y servir.

Información nutricional por porción: Kcal: 98 Proteínas: 4.5g, Carbohidratos: 19.2g, Grasas: 6.3g

15.   Salmón Escalfado

Ingredientes:

1 libra de filetes de salmón, en rodajas

2 cucharadas de jugo de limón

1 cebolla grande, en rodajas

1 zanahoria grande, en rodajas

1 cucharadita de eneldo fresco, en trozos finos

4 tazas de agua

1-2 hojas de laurel

Preparación:

Combinar el jugo de limón, cebolla, zanahoria y eneldo en una sartén grande. Verter 4 tazas de agua y revolver bien. Hervir y reducir el fuego al mínimo. Cocinar por 5-6 minutos. Transferir la mezcla a un tazón grande y reservar la sartén.

Añadir los filetes de salmón y esparcir en el fondo de la sartén. Agregar la mezcla encima. Tapar y cocinar por 20-25 minutos, o hasta que el salmón se deshaga.

Información nutricional por porción: Kcal: 238, Proteínas: 24.2g, Carbohidratos: 7.2g, Grasas: 12.4g

16. Pollo con Cebollas de Verdeo

Ingredientes:

2 libras de pechugas de pollo, sin piel ni hueso

¼ taza de harina común

½ cucharadita de Pimienta cayena, molida

¼ cucharadita de pimienta negra, molida

¼ cucharadita de sal

Para la salsa:

1 taza de caldo de pollo, sin sal

2 pimientos rojos grandes, en trozos finos

1 cucharada de aceite de oliva

2 cucharadita de harina común

1 cucharadita de Pimienta cayena, molida

1 taza de cebollas de verdeo, en trozos finos

2 cucharadas de vinagre de sidra de manzana

¼ cucharadita de sal

Preparación:

Precalentar el horno a 375°F.

Precalentar el aceite en una sartén grande a fuego medio/alto. Añadir los pimientos y cebollas de verdeo. Cocinar hasta que ablanden. Agregar el caldo de pollo y rociar con pimienta cayena. Revolver bien y cocinar 2-3 minutos más. Remover del fuego y añadir vinagre y sal. Revolver y dejar enfriar.

Combinar la harina, pimienta cayena, pimienta y sal en un tazón grande. Agregar el pollo y sacudir para mezclar. Dejar reposar 15 minutos. Transferir la carne a una fuente de hornear engrasada y llevar al horno. Cocinar por 20 minutos o hasta que dore. Añadir la salsa y cocinar 15 minutos más. Remover del fuego y dejar reposar un rato. Servir.

Información nutricional por porción: Kcal: 357, Proteínas: 46.0g, Carbohidratos: 9.4g, Grasas: 13.9g

17.   Omelette de Papa y Verdeo

Ingredientes:

6 huevos de corral

3 papas pequeñas, sin piel y en rodajas

1 taza de cebollas de verdeo, en trozos finos

1 cucharada de leche descremada

1 cucharada de aceite de oliva

¼ cucharadita de sal

1 cucharadita de mezcla de sazón de vegetales

¼ cucharadita de pimienta negra, molida

Preparación:

Poner las papas en una olla de agua hirviendo. Cocinar hasta que ablanden. Remover del fuego y colar. Dejar a un lado.

Batir los huevos, leche, sal y pimienta en un tazón. Dejar a un lado.

Precalentar el aceite en una sartén antiadherente grande y añadir las cebollas de verdeo. Cocinar 1 minuto y agregar las papas. Añadir la mezcla de huevo y cocinar hasta que esté listo. Rociar con mezcla de sazón de vegetales y remover del fuego. Doblar el omelette y servir inmediatamente.

Información nutricional por porción: Kcal: 222, Proteínas: 11.1g, Carbohidratos: 22.7g, Grasas: 10.2g

18.   Batido de Arándanos, Espinaca y Quínoa

Ingredientes:

1 taza de arándanos frescos

1 taza de quínoa blanca, pre cocida

1 taza de espinaca fresca, en trozos gruesos

1 taza de yogurt natural

1 taza de leche descremada

1 cucharada de miel

1 cucharadita de semillas de chía

2 hojas de menta

Preparación:

Poner la quínoa en una olla grande. Añadir 3 tazas de agua y cocinar hasta que esté lista. Remover del fuego y revolver con un tenedor. Colar y dejar a un lado.

Combinar los arándanos, espinaca, yogurt, leche, miel y quínoa en una procesadora. Pulsar hasta que esté suave. Cubrir con semillas de chía y adornar con hojas de mente. Refrigerar por 1 hora antes de servir.

Información nutricional por porción: Kcal: 261, Proteínas: 12.0g, Carbohidratos: 44.4g, Grasas: 3.5g

19.　Bolas de Arándanos Agrios y Arroz

Ingredientes:

1 taza de arroz negro, pre cocido

1 taza de arándanos agrios secos

½ taza de maicena

5 cucharadas de jugo de naranja

2 cucharadas de jugo de limón

1 cucharadita de comino, molido

2 huevos grandes

2 cucharadas de aceite de oliva

¼ cucharadita de sal

¼ cucharadita de pimienta negra, molida

1 cucharada de perejil fresco, en trozos finos

Preparación:

Poner el arroz en una olla profunda y añadir 3 tazas de agua. Hervir y cocinar hasta que esté listo. Remover del fuego y dejar enfriar completamente.

Combinar el arroz, arándanos agrios, huevos, sal y pimienta. Revolver bien para combinar. Formar las bolas y pasarlas por maicena.

Precalentar el aceite en una olla grande a fuego medio/alto. Añadir las bolas y cocinar por 4-5 minutos, o hasta que ennegrezcan.

Mientras tanto, combinar el jugo de naranja, jugo de limón, comino, sal y pimienta. Añadir una taza de agua y tapar. Reducir el fuego al mínimo y cocinar por 3-4 horas. Remover del fuego y rociar con perejil para más sabor.

Información nutricional por porción: Kcal: 476, Proteínas: 9.4g, Carbohidratos: 74.7g, Grasas: 14.7g

20. Ensalada de Repollo con Nueces Pecanas

Ingredientes:

1 cabeza de repollo colorado grande, rallada

1 taza de nueces pecanas, en trozos gruesos

1 taza de cebollas de verdeo, en trozos finos

½ taza de Queso feta, desmenuzado

4 cucharadas de vinagre balsámico

4 cucharadas de aceite de oliva

1 cucharada de leche

¼ cucharadita de sal

¼ cucharadita de pimienta negra, molida

Preparación:

Combinar el vinagre, aceite, leche, sal y pimienta en un tazón. Dejar a un lado.

Combinar el repollo, nueces pecanas y cebollas de verdeo. Sacudir para mezclar. Cubrir con queso y rociar con el aderezo previamente hecho.

Servir inmediatamente.

Información nutricional por porción: Kcal: 252, Proteínas: 5.9g, Carbohidratos: 13.9g, Grasas: 20.8g

21. Hamburguesas de Damasco y Pollo

Ingredientes:

12 onzas de pechugas de pollo, pre cocidas, ralladas

2 tazas de damascos, en trozos

1 cebolla mediana, en rodajas

3 cucharadas de mostaza amarilla

1 cucharada de vinagre de sidra de manzana

2 dientes de ajo, aplastados

½ cucharadita de sal

½ cucharadita de pimienta negra, molida

2 hojas de lechuga

2 panes de hamburguesa, multigrano

Preparación:

Combinar la carne, damascos, cebolla, mostaza, vinagre, ajo, sal y pimienta en una olla a presión. Verter agua hasta cubrir todos los ingredientes. Sellar y cocinar por 6-7 horas. Remover del fuego y dejar enfriar completamente.

Poner una hoja de lechuga en un pan de hamburguesa y verter la mezcla de carne encima. Asegurar con un palillo de madera.

Servir.

Información nutricional por porción: Kcal: 443, Proteínas: 53.1g, Carbohidratos: 34.9g, Grasas: 14.6g

22. Sopa de Frijoles Negros

Ingredientes:

2 latas de frijoles negros

2 tazas de caldo vegetal, sin sal

1 cebolla mediana, en trozos finos

1 cebolla morada pequeña, en trozos finos

1 diente de ajo, molido

1 cucharada de cilantro, en trozos finos

3 cucharadas de aceite de oliva

1 cucharadita de comino, molido

½ cucharadita de sal

¼ cucharadita de pimienta negra, molida

Preparación:

Precalentar el aceite en una sartén antiadherente grande a fuego medio/alto. Añadir la cebolla y cebolla morada y freír hasta que trasluzca. Rociar con comino y agregar el ajo. Cocinar por 1 minuto más, revolviendo constantemente.

Agregar 1 lata de frijoles y el caldo vegetal. Reducir el fuego al mínimo, tapar y hervir hasta que los frijoles ablanden levemente. Remover del fuego y transferir a una procesadora. Pulsar y retornar a la sartén.

Añadir los frijoles restantes y cocinar por 1 hora a fuego mínimo. Justo antes de estar listo, agregar el cilantro, sal y pimienta, y revolver bien. Remover del fuego y servir caliente.

Información nutricional por porción: Kcal: 461, Proteínas: 24.0g, Carbohidratos: 65.4g, Grasas: 12.7g

23. Cazuela de Italia

Ingredientes:

1 libra de champiñones, en rodajas

1 berenjena mediana, en rodajas

2 pimientos medianos, en rodajas

1 cebolla pequeña, en rodajas

1 calabacín pequeño, en rodajas

3 cucharadas de aceite de oliva

3 tazas de salsa de tomate, sin sal

4 onzas de Queso mozzarella, rallado

½ cucharadita de sal

Preparación:

Precalentar el horno a 375°F.

Combinar los vegetales en un tazón grande. Añadir 2 cucharadas de aceite de oliva y revolver para cubrir bien. Transferir a una sartén antiadherente grande a fuego medio/alto. Rociar con sal y cocinar hasta que ablanden. Remover del fuego.

Usar el aceite restante para engrasar una fuente de hornear grande. Esparcir la salsa de tomate en el fondo. Añadir los vegetales en una capa. Agregar otra capa de salsa de tomate y rociar con queso. Llevar al horno y cocinar por 25-30 minutos.

Información nutricional por porción: Kcal: 200, Proteínas: 10.8g, Carbohidratos: 19.4g, Grasas: 11.1g

24.   Batatas a la Naranja con Tomillo

Ingredientes:

3 tazas de batatas, sin piel y en trozos del tamaño de 1 bocado

2 cebollas medianas, en trozos

3 cucharadas de aceite de oliva

2 onzas de jugo de naranja

½ cucharadita de tomillo seco, molido

½ cucharadita de sal

¼ cucharadita de pimienta negra, molida

2 cucharadas de almendras, en trozos gruesos

Preparación:

Precalentar el horno a 400°F.

Combinar el jugo de naranja, aceite de oliva, tomillo, sal y pimienta en un tazón grande. Revolver bien para combinar y dejar a un lado.

Engrasar una fuente de hornear con aceite. Poner las papas y cebollas y hacer una capa. Verter la salsa encima y cubrir con una tapa o papel aluminio. Llevar al horno y cocinar por 30 minutos.

Remover del horno y cubrir con almendras. Servir.

Información nutricional por porción: Kcal: 269, Proteínas: 3.1g, Carbohidratos: 38.8g, Grasas: 12.3g

25.   Batido de Granada y Pomelo

Ingredientes:

1 pomelo mediano, sin piel y en gajos

1 taza de yogurt natural

2 onzas de jugo de granada

1 cucharada de miel

2 cucharadas de anacardos

1 cucharada de semillas de pomelo

Preparación:

Combinar el pomelo, yogurt, jugo, miel y anacardos en una procesadora. Pulsar hasta que esté suave. Transferir a vasos. Refrigerar por 1 hora y cubrir con semillas de pomelo antes de servir.

Información nutricional por porción: Kcal: 228, Proteínas: 9.1g, Carbohidratos: 35.0g, Grasas: 5.6g

26.   Alas de Pollo con Mantequilla de Maní

Ingredientes:

6 alas de pollo

3 cucharadas de mantequilla de maní

½ cucharadita de sal

1 cucharada de aceite vegetal

1 cucharadita de jengibre fresco, rallado

1 taza de agua

Preparación:

Combinar la mantequilla de maní, aceite, jengibre, sal y agua en un tazón. Revolver bien y dejar a un lado.

Poner las alas de pollo en una olla a presión. Verter la mezcla de mantequilla de maní y sellar. Cocinar por 5-6 horas.

Remover del fuego y servir con arroz o vegetales al vapor.

Información nutricional por porción: Kcal: 421, Proteínas: 47.4g, Carbohidratos: 3.6g, Grasas: 23.7g

27.   Ensalada de Manzana y Quínoa

Ingredientes:

1 manzana grande, sin centro y rallada

2 tazas de quínoa blanca, pre cocida

2 zanahorias medianas, ralladas

1 taza de cebollas de verdeo, en trozos finos

3 cucharadas de aceite de linaza

2 cucharadas de vinagre balsámico

2 cucharadita de jarabe de arce

¼ cucharadita de sal

Preparación:

Poner la quínoa en una olla mediana. Cubrir con agua y cocinar hasta que esté lista o el agua evapore. Dejar a un lado.

Mientras tanto, combinar el jarabe de arce, aceite de linaza, sal y vinagre balsámico en un tazón. Revolver bien y dejar a un lado.

Combinar la manzana, zanahorias, cebollas y quínoa en un tazón de ensalada grande. Rociar con el aderezo y refrigerar por 20 minutos antes de servir.

Información nutricional por porción: Kcal: 470, Proteínas: 12.9g, Carbohidratos: 69.4g, Grasas: 15.8g

28.   Atún Balsámico

Ingredientes:

1 libra de filetes de atún frescos

1 cebolla mediana, en rodajas

2 dientes de ajo, molidos

2 cucharadas de aceite de oliva

2 cucharadas de perejil fresco, en trozos finos

1 chalote, molido

1 taza de vinagre balsámico

½ cucharadita de sal

¼ cucharadita de pimienta negra, molida

Preparación:

Precalentar el asador a fuego medio/alto.

Combinar los chalotes, ajo, vinagre, sal y miel en un tazón. Dejar a un lado.

Precalentar 1 cucharada de aceite en una sartén grande a fuego medio/alto. Añadir las cebollas y freír hasta que trasluzcan. Reducir el fuego al mínimo y agregar la mezcla de vinagre. Revolver bien y cocinar por 1 minuto. Remover del fuego y dejar a un lado.

Precalentar el aceite restante en la misma sartén a fuego medio/alto. Añadir los filetes y rociar con sal y pimienta a gusto. Asar por 4-5 minutos de cada lado. Remover del fuego y rociar con el aderezo de vinagre hecho.

Servir caliente.

Información nutricional por porción: Kcal: 298, Proteínas: 30.6g, Carbohidratos: 3.8g, Grasas: 16.2g

29.   Estofado de Tacos

Ingredientes:

1 libra de carne molida magra

1 cebolla morada grande, en trozos

1 lata de tomates, en cubos

1 lata de frijoles

1 lata de maíz

1 taza de agua

1 cucharadita de mezcla de sazón para tacos

1 cucharadita de ají picante, molido

2 cucharadas de queso cheddar, rallado

Preparación:

Combinar todos los ingredientes en una olla a presión. Cocinar al máximo hasta que hierva, luego reducir y cocinar por 1 hora.

Remover del fuego y decorar con queso. Servir caliente.

Información nutricional por porción: Kcal: 292, Proteínas: 31.8g, Carbohidratos: 27.5g, Grasas: 6.2g

30.   Panqueques de Cereza y Vainilla

Ingredientes:

½ taza de harina de almendra

1 huevo de corral

½ cucharadita de polvo de hornear

¼ cucharadita de sal

2 cucharadas de crema agria

1 cucharada de extracto de vainilla

2 cucharadas de aceite (para freír)

2 cucharadas de almendras, en trozos

2 cucharadas de jalea de cereza

Preparación:

Combinar la harina, polvo de hornear y sal en un tazón. En un tazón aparte, batir los huevos, extracto de vainilla y crema agria. Combinar ambas mezclas y revolver bien.

Precalentar 1 cucharada de aceite en una sartén antiadherente a fuego medio/alto. Verter 2-3 cucharadas de la mezcla y cocinar hasta que esté crujiente y dorado de ambos lados. Remover del fuego y esparcir la jalea de cereza encima. Enrollar o doblar los panqueques. Servir con helado, crema batida o chocolate líquido.

Información nutricional por porción: Kcal: 423, Proteínas: 8.6g, Carbohidratos: 47.7g, Grasas: 21.7g

31.   Filetes de Ternera con Frijoles Verdes

Ingredientes:

2 libras de filetes de ternera, en rodajas finas

2 tazas de frijoles verdes, pre cocidos

¼ taza de vinagre de vino blanco

2 cucharadas de aceite de oliva

1 taza de caldo de pollo, sin sal

1 cucharada de mostaza amarilla

1 cucharada de manteca, derretida

1 cucharada de jugo de limón

1 cucharada de perejil fresco, en trozos finos

Preparación:

Poner los frijoles verdes en una olla de agua hirviendo. Rociar con una pizca de sal y cocinar hasta que ablanden. Remover del fuego y colar. Dejar a un lado.

Combinar el vinagre, mostaza, manteca, jugo de limón y perejil en un tazón. Revolver bien para combinar y dejar a un lado.

Precalentar el aceite en una sartén antiadherente a fuego medio/alto. Añadir los filetes y cocinar de ambos lados hasta que esté crujiente y dorado. Agregar el caldo de pollo y agua. Cocinar hasta que reduzca.

Remover del fuego y servir con frijoles negros. Rociar con marinada antes de servir.

Información nutricional por porción: Kcal: 339, Proteínas: 40.7g, Carbohidratos: 3.0g, Grasas: 17.3g

32.   Ensalada de Orzo y Vegetales

Ingredientes:

1 taza de pasta de orzo, pre cocida

3 pimientos grandes, en trozos

1 cebolla morada mediana, en trozos

2 cucharadas de perejil fresco, en trozos finos

1 zanahoria mediana, en trozos

1 diente de ajo, molido

3 cucharadas de aceite de oliva extra virgen

2 cucharadas de jugo de limón

¼ cucharadita de ralladura de lima

¼ cucharadita de pimienta negra, molida

½ cucharadita de sal

Preparación:

Combinar el jugo de limón, ajo, sal, pimienta, aceite y ralladura de limón en un tazón. Revolver bien y dejar a un lado.

Usar las instrucciones del paquete para cocinar el orzo, o ponerlo en una olla de agua hirviendo y cocinar por 10-12 minutos, hasta que ablande. Colar y dejar enfriar por completo.

Transferir la pasta a un tazón de ensalada. Rociar con aderezo y servir inmediatamente.

Información nutricional por porción: Kcal: 248, Proteínas: 5.7g, Carbohidratos: 32.0g, Grasas: 11.7g

33.   Batido de Chocolate y Cereza

Ingredientes:

1 taza de cerezas congeladas

¼ taza de frutillas congeladas

1 taza de Yogurt griego

1 cucharada de miel

1 cucharadita de polvo de cacao

1 cucharada de chips de chocolate

1 cucharada de semillas de chía

Preparación:

Combinar todos los ingredientes en una procesadora excepto las semillas de chía. Pulsar hasta que esté suave. Transferir a vasos. Cubrir con semillas de chía y refrigerar, o agregar cubos de hielo antes de servir.

Información nutricional por porción: Kcal: 181, Proteínas: 13.4g, Carbohidratos: 27.5g, Grasas: 4.8g

34.   Croquetas de Salmón con Pepino

Ingredientes:

1 libra de filetes de salmón frescos, sin piel ni hueso, en trozos

1 pepino grande, en rodajas

1 cebolla morada pequeña, en trozos finos

1 pimiento pequeño, en trozos finos

2 rebanadas de pan, de grano mixto

½ taza de pan rallado

5 cucharadas de mayonesa

1 cucharada de perejil fresco, en trozos finos

½ cucharadita de sal

¼ cucharadita de pimienta negra, molida

Preparación:

Precalentar el horno a 375°F.

Combinar la carne, cebolla, pimienta, pan, perejil y mayonesa en un tazón grande. Rociar con sal y pimienta a gusto y revolver bien para combinar.

Formar las croquetas y pasarlas por pan rallado. Ponerlas en una fuente de hornear grande engrasada. Llevar al horno y cocinar por 25-30 minutos, o hasta que estén bien crujientes. Remover del fuego y servir con rodajas de pepino.

Información nutricional por porción: Kcal: 315, Proteínas: 25.3g, Carbohidratos: 23.1g, Grasas: 14.2g

35.   Sopa de Tomate Caliente

Ingredientes:

1 libra de tomates, en cubos

1 taza de salsa de tomate

1 cebolla pequeña, en trozos finos

2 dientes de ajo, molidos

2 cucharadas de aceite de oliva

1 taza de caldo vegetal, sin sal

½ taza de alcaparras frescas, en trozos finos

1 cucharadita de ají picante, molido

¼ cucharadita de pimienta negra, molida

½ cucharadita de sal

½ cucharadita de orégano seco, molido

1 rebanada de pan, en trozos

2 hojas de laurel

Preparación:

Poner los tomates en una procesadora y pulsar hasta que estén suaves. Dejar a un lado.

Precalentar el aceite en una olla profunda a fuego medio/alto. Añadir las cebollas, ajo y hojas de laurel. Freír hasta que trasluzcan.

Añadir los tomates y salsa de tomate y cocinar por 4-5 minutos, revolviendo constantemente. Agregar las rebanadas de pan y rociar con sal y pimienta a gusto. Revolver una vez, añadir el caldo vegetal y el ají picante. Agregar agua para ajustar el espesor de la sopa. Cocinar por 10 minutos y reducir el fuego al mínimo. Cocinar por otros 45 minutos. Remover del fuego y añadir las alcaparras. Rociar con orégano para más sabor.

Servir caliente.

Información nutricional por porción: Kcal: 114, Proteínas: 2.5g, Carbohidratos: 11.6g, Grasas: 7.5g

36.   Pasta con Pollo y Vegetales

Ingredientes:

1 libra de pechugas de pollo, pre cocidas, en cubos

8 onzas de espaguetis, pre cocidos

1 tomate grande, en cubos

1 taza de champiñones, en trozos

1 calabacín pequeño, en rodajas

1 taza de leche descremada

2 cucharadas de Queso parmesano, rallado

2 cucharadas de aceite de oliva

1 diente de ajo, molido

¼ cucharadita de ají picante, molido

1 cucharadita de albahaca seca, molida

¼ cucharadita de pimienta negra, molida

½ cucharadita de sal

Preparación:

Cocinar la pasta usando las instrucciones del paquete. Colar bien y deja a un lado.

Precalentar el aceite en una sartén grande a fuego medio/alto. Añadir el ajo, albahaca, vegetales y champiñones. Revolver bien y cocinar por 4-5 minutos, o hasta que ablande. Agregar la pasta y sacudir para combinar. Cocinar 2-3 minutos más.

Agregar la carne, leche y cocinar hasta que esté caliente. Reducir el fuego al mínimo, y añadir el tomate, chile, queso y 1 taza de agua. Tapar y cocinar por 20 minutos. Revolver bien y añadir sal y pimienta a gusto.

Servir caliente.

Información nutricional por porción: Kcal: 320, Proteínas: 28.4g, Carbohidratos: 25.2g, Grasas: 11.3g

37. Cuscús de Tomate

Ingredientes:

1 taza de cuscús

2 tomates grandes, en cubos

½ taza de Queso mozzarella

¼ taza de albahaca fresca, en trozos finos

1 diente de ajo, molido

4 cucharadas de chalotes, molidos

1 cucharadita de vinagre balsámico

3 cucharadas de aceite de oliva

½ cucharadita de sal

¼ cucharadita de pimienta negra, molida

1 taza de agua

Preparación:

Combinar el queso, vinagre, aceite, ajo, tomate, chalotes, sal y pimienta en un tazón mediano. Revolver bien y cubrir con tapa o papel aluminio. Refrigerar por 30 minutos.

Verter agua en una olla profunda y hervir. Añadir el cuscús. Remover del fuego y batir con un tenedor. Dejar reposar.

Combinar el cuscús y mezcla de tomate en un tazón grande. Rociar con albahaca y servir.

Información nutricional por porción: Kcal: 288, Proteínas: 7.7g, Carbohidratos: 39.2g, Grasas: 11.6g

38.   Omelette de Queso Kéfir

Ingredientes:

¼ taza de queso de cabra fresco

¼ taza de queso kéfir, desmenuzado

2 cucharadas de Queso feta, desmenuzado

¼ taza de leche

2 huevos grandes

¼ cucharadita de sal

1 cucharada de aceite de oliva

Preparación:

Calentar aceite de oliva en una sartén grande a fuego medio/alto. Combinar los quesos y freír por varios minutos. Agregar la leche y cocinar hasta que el queso derrita.

Añadir dos huevos, agregar sal a gusto y mezclar con un tenedor. Cocinar hasta que los huevos estén listos. Servir caliente.

Información nutricional por porción: Kcal: 337, Proteínas: 16.1g, Carbohidratos: 4.4g, Grasas: 30.7g

39. Albóndigas con Cebollas y Romero

Ingredientes:

1 libra de carne molida (70% pechuga de res y 30% cordero)

1 cebolla grande, sin piel y en trozos finos

1 cucharada de romero fresco en trozos finos

1 huevo grande

½ cucharadita de sal

¼ cucharadita de pimienta negra, molida

2 cucharadas de harina común

1 cucharada de aceite de oliva

Preparación:

Combinar los ingredientes en un tazón grande. Agregar 2 cucharadas de aceite y formar las bolas de carne usando sus manos.

Calentar aceite en una sartén a fuego medio/alto. Freír las albóndigas por 10 minutos o hasta que estén ennegrecidas. Remover del fuego y servir.

Información nutricional por porción: Kcal: 291, Proteínas: 36.8g, Carbohidratos: 7.2g, Grasas: 12.0g

40. Ensalada de Naranja y Rúcula con Lentejas

Ingredientes:

½ taza de lentejas cocidas,

½ taza de rúcula en trozos finos

½ pepino, en rodajas

½ naranja sin piel y seccionada

½ zanahoria, en rodajas

½ pimiento verde, en rodajas

¼ taza de arándanos agrios frescos

Vinagreta balsámica:

¼ taza de aceite de oliva

½ cucharadita de pimienta roja molida

¼ cucharadita de sal

1 cucharadita de vinagre balsámico

Preparación:

Combinar todos los vegetales en un tazón grande. Añadir

las lentejas y mezclar bien. Dejar a un lado.

En un tazón más pequeño, batir el vinagre balsámico, aceite de oliva, sal y pimienta roja. Verter la vinagreta sobre los vegetales y mezclar bien. Cubrir con naranjas y arándanos agrios. Servir frío.

Información nutricional por porción: Kcal: 222, Proteínas: 7.0g, Carbohidratos: 21.2g, Grasas: 13.0g

41. Ensalada de Pollo con Espinaca

Ingredientes:

1 pieza de pechuga de pollo, 0.5 pulgada de espesor, sin piel ni hueso

1 taza de lechuga en trozos finos

½ taza de frijoles, pre cocidos

1 cucharada de jugo de lima fresco

1 cucharada de aceite vegetal

¼ cucharadita de sal

¼ cucharadita de espinaca, en trozos

Preparación:

Precalentar un grill antiadherente a fuego medio/alto. Lavar y secar la carne usando papel de cocina. Grillar por 4-5 minutos de cada lado. Remover del fuego y cortar en trozos pequeños.

Combinar la carne con los otros ingredientes, y mezclar con aceite vegetal, jugo de lima fresco y una pizca de sal. Servir.

Información nutricional por porción: Kcal: 319, Proteínas: 26.4g, Carbohidratos: 8.0g, Grasas: 20.4g

42.   Cazuela de Desayuno

Ingredientes:

1 libra de espinaca, en trozos finos

8 onzas de tomates cherry

5 huevos grandes

½ taza de harina común

2 tazas de leche descremada

1 taza de queso de cabra

1 cucharada de orégano seco, molido

½ cucharadita de sal

¼ cucharadita de pimienta negra, molida

Preparación:

Precalentar el horno a 400°F.

Poner papel de hornear sobre una cazuela pequeña. Dejar a un lado.

Hervir la espinaca brevemente. Remover y colar. Poner en la cazuela.

En un tazón mediano, combinar el queso, leche, huevos, harina, orégano, sal y pimienta. Batir bien con una batidora eléctrica. Añadir los tomates cherry y verter la mezcla sobre la espinaca.

Hornear por 20 minutos. Remover del horno y dejar reposar unos minutos. Servir.

Información nutricional por porción: Kcal: 192, Proteínas: 14.1g, Carbohidratos: 17.2g, Grasas: 7.6g

43. Trucha Grillada con Romero y Menta

Ingredientes:

2 libras de trucha fresca, limpia, sin hueso

½ taza de aceite de oliva

1 limón mediano, en rodajas

1 cucharada de menta seca, picada

3 dientes de ajo, aplastados

¼ cucharadita de pimienta roja, molida

½ cucharadita de sal

Varias ramas de romero

Preparación:

Precalentar el grill al máximo.

Combinar aceite de oliva, menta seca, dientes de ajo y pimienta roja en un tazón. Revolver bien y dejar a un lado.

Lavar y limpiar el pescado. Cortar longitudinalmente y remover las entrañas.

Cepillar el pescado con la marinada y rellenarlo con los gajos de limón y ramas de romero.

Grillar por 5-7 minutos de cada lado. Remover del fuego y servir con espinaca al vapor o papas. Esto es opcional.

Información nutricional por porción: Kcal: 436, Proteínas: 40.4g, Carbohidratos: 1.1g, Grasas: 29.6g

44.   Pan Pita Griego Cremoso

Ingredientes:

2 libras de harina común

2 cucharadas de levadura seca

1 cucharada de miel líquida

1 cucharadita de sal

3 ½ tazas de agua

1 cucharada de comino negro, molido

Preparación:

Precalentar el horno a 400°F.

Batir la levadura seca, miel, sal y ¼ taza de agua caliente. Dejar reposar por 20 minutos.

Combinar la harina común con la mezcla de levadura y un poco de agua (para hacer una masa). Cubrir con una toalla de algodón y mantener en un lugar caliente por 40 minutos.

Formar 8 tazones iguales y presionar con las manos. Rociar con comino negro y hornear por 10 minutos.

Para el relleno de pollo:

8 onzas de pechugas de pollo, sin hueso ni piel

1 cebolla mediana, sin piel y en trozos finos

5 cucharadas de aceite de oliva

1 cucharada de pasta de tomate casera

1 cucharadita de tomillo fresco, en trozos finos

1 cucharadita de comino negro

½ cucharadita de sal

¼ cucharadita de pimienta negra, molida

Preparación:

Lavar y cortar la carne en tiras largas y finas. Combinar los otros ingredientes en un tazón. Poner la carne en el mismo y cubrir con papel aluminio. Dejar reposar 1 hora.

Precalentar un grill antiadherente a fuego medio/alto. Freír el pollo sobre la marinada por 10-15 minutos. Revolver constantemente.

Usar esta mezcla para rellenar cada pan.

Cobertura de yogurt:

Ingredientes:

1 taza de Yogurt griego

1 diente de ajo

1 cucharada de aceite de oliva

¼ cucharadita de sal

Preparación:

Combinar los ingredientes en un tazón. Mantener en la nevera y cubrir cada pan pita con esta mezcla.

Información nutricional por porción: Kcal: 534, Proteínas: 19.4g, Carbohidratos: 90.2g, Grasas: 12.4g

45.   Bandeja a la Parrilla

Ingredientes:

3 onzas de tomates, en rodajas

3 onzas de pimientos rojos, por la mitad

3 onzas de pimientos amarillos, por la mitad

3 onzas de cebollas, en rodajas

3 onzas de berenjena, sin piel y en rodajas

Para la marinada:

2 tazas de aceite de oliva

5 dientes de ajo

1 taza de perejil fresco, en trozos finos

¼ taza de tomillo fresco, en trozos

½ cucharadita de sal

¼ cucharadita de pimienta negra, molida

Preparación:

Combinar los ingredientes de la marinada en un tazón

grande. Lavar y cortar los vegetales y ponerlos en ella. Dejar reposar por 20 minutos.

Precalentar un grill eléctrico a medio/alto. Grillar por varios minutos. Remover del grill y servir.

Información nutricional por porción: Kcal: 639, Proteínas: 2.3g, Carbohidratos: 14.5g, Grasas: 67.8g

46.   Esperinque Grillado

Ingredientes:

1 libra de esperinque fresco

1 taza de aceite de oliva

½ limón, en rodajas

¼ taza de jugo de limón

1 cucharadita de romero seco, molido

1 cucharada de perejil fresco, en trozos finos

3 dientes de ajo, aplastados

¼ cucharadita de sal marina

Preparación:

Lavar y colar el pescado.

Combinar el aceite de oliva, jugo de limón, romero seco, perejil fresco, dientes de ajo y sal marina en un tazón grande. Remojar el pescado en esta marinada y dejar en la nevera por al menos 30 minutos (hasta 2 horas).

Mientras tanto, precalentar un grill a fuego medio/alto.

Remover el pescado de la nevera y grillar por 10 minutos. Añadir un poco de la marinada mientras se cocina.

Información nutricional por porción: Kcal: 581, Proteínas: 25.9g, Carbohidratos: 1.3g, Grasas: 54.1g

47.   Pasta de Tomate Dulce Casera

Ingredientes:

2 libras de tomates frescos

1 taza de vino blanco

1 cebolla mediana, sin piel y en trozos finos

4 dientes de ajo, aplastados

2 hojas de albahaca

Un puñado de perejil picado

1 cucharadita de pimienta roja molida fresca

1 cucharadita de orégano seco

2 cucharadas de azúcar

1 cucharada de aceite de oliva

Preparación:

Precalentar el aceite de oliva a fuego medio/alto. Añadir la cebolla y ajo. Freír por varios minutos, revolviendo constantemente.

Pelar y trozar los tomates. Ponerlos en la sartén y reducir el fuego al mínimo. Añadir los ingredientes restantes y cocinar hasta que los tomates ablanden, unos 40 minutos. Agregar agua cuando sea necesario.

Esparcir la mezcla sobre una tostada y servir con frijoles, queso o aceitunas.

Información nutricional por porción: Kcal: 581, Proteínas: 25.9g, Carbohidratos: 1.3g, Grasas: 54.1g

48.   Acelga con Papas

Ingredientes:

1 libra de Acelga

1 papa mediana, en trozos

½ taza de aceite de oliva

¼ cucharadita de sal

Agua

Preparación:

Lavar la acelga y ponerla en una olla profunda. Añadir agua hasta cubrir y hervir brevemente (unos 5 minutos). Remover del fuego y colar. Dejar a un lado.

Pelar y trozar la papa en cubos pequeños. Verter el aceite de oliva en una olla profunda y añadir 1 taza de agua. Poner la papa en ella y cocinar hasta que ablande. Esto debería llevar 15 minutos. Agregar la acelga, mezclar bien y cocinar por 10 minutos más. Servir.

Información nutricional por porción: Kcal: 279, Proteínas: 3.1g, Carbohidratos: 13.5g, Grasas: 25.6g

49. Ensalada Italiana de Mariscos y Pimientos

Ingredientes:

1 pepino pequeño en rodajas

½ pimiento rojo, en rodajas

1 taza de mezcla de mariscos frescos

1 cebolla, sin piel y en trozos finos

3 dientes de ajo, aplastados

¼ taza de jugo de naranja fresco

5 cucharadas de aceite de oliva extra virgen

Hojas de lechuga frescas, lavadas

¼ cucharadita de sal

Preparación:

En una sartén grande, calentar 3 cucharadas de aceite de oliva extra virgen a fuego medio/alto. Añadir la cebolla y ajo. Freír por 5 minutos. Reducir el fuego al mínimo y agregar 1 taza de mariscos. Tapar y cocinar por 15 minutos, hasta que ablanden. Remover del fuego y dejar reposar.

Mientras tanto, combinar los vegetales en un tazón. Añadir las 2 cucharadas restantes de aceite de oliva, jugo de naranja fresco y un poco de sal. Sacudir para combinar.

Cubrir con la mezcla de mariscos y servir inmediatamente.

Información nutricional por porción: Kcal: 230, Proteínas: 5.4g, Carbohidratos: 13.7g, Grasas: 18.7g

50.   Pechuga de Pavo Primaveral

Ingredientes:

2 libras de pechugas de pavo, sin hueso ni piel

1 taza de aceite de oliva

4 dientes de ajo

2 cucharadas de vinagre de sidra de manzana

5 cucharadas perejil fresco, en trozos finos

1 cucharadita orégano seco, molido

½ cucharadita de sal

Preparación:

Lavar y secar la carne. Dejar a un lado.

Combinar los otros ingredientes en un tazón grande. Poner la carne en él y marinar por 1 hora.

Precalentar un grill y grillar la carne por 10 minutos de cada lado. Puede agregar marinada mientras se cocina.

Puede servirlo con papa y brócoli hervidos. Pelar la papa y cortarla en rodajas. Transferir a una olla y cubrir con agua.

Cocinar hasta que ablande. Remover del fuego y colar. Dejar reposar.

Mientras tanto, repetir el proceso con el brócoli. Cocinar por 10 minutos. Combinar la papa con el brócoli, y sazonar con sal y aceite de oliva.

Información nutricional por porción: Kcal: 451, Proteínas: 26.1g, Carbohidratos: 7.4g, Grasas: 36.2g

51.   Risotto Fresco de Zanahoria con Ciruelas

Ingredientes:

1 taza de arroz negro, pre cocido

2 cucharadas de aceite de oliva extra virgen

2 zanahorias medianas, ralladas

1 tomate pequeño, sin piel y en trozos finos

1 cucharadita de mezcla de sazón de vegetales

1 cebolla mediana, sin piel y trozada

½ taza de ciruelas, en trozos

Preparación:

En una olla profunda, hervir 3 tazas de agua. Añadir el arroz, reducir el fuego al mínimo y cocinar hasta que el agua evapore. Remover del fuego.

Calentar el aceite de oliva en una sartén a fuego medio/alto. Añadir la cebolla y freír hasta que trasluzca. Agregar el tomate, damascos y mezcla de sazón de vegetales. Cocinar por 5 minutos más y añadir el arroz. Revolver bien.

Cubrir con ciruelas y servir.

Información nutricional por porción: Kcal: 311, Proteínas: 4.8g, Carbohidratos: 56.2g, Grasas: 8.4g

52.   Estofado de Crema de Alcaparras y Brócoli

Ingredientes:

2 onzas de brócoli fresco

Un puñado de perejil fresco, en trozos finos

1 cucharadita de tomillo seco, molido

1 cucharada de jugo de limón fresco

¼ cucharadita de ají picante, molido

3 cucharadas de aceite de oliva

1 cucharada de crema de alcaparras

Preparación:

Poner el brócoli en una olla profunda y verter agua hasta cubrir. Hervir y cocinar hasta que ablande. Remover y colar.

Transferir a una procesadora. Añadir perejil fresco, tomillo y ½ taza de agua. Pulsar hasta que esté suave. Retornar a la olla y añadir más agua. Hervir y cocinar varios minutos al mínimo.

Agregar aceite de oliva y crema de alcaparras. Rociar con ají picante molido y añadir jugo de limón fresco. Servir caliente.

Información nutricional por porción: Kcal: 72 Proteínas: 12.2g, Carbohidratos: 15.8g, Grasas: 8.3g

53.   Pasta con Atún

Ingredientes:

1 taza de atún desmenuzado

½ taza de crema de alcaparras casera

2 tazas de macarrones de harina de arroz

1 cucharadita de sal marina

1 cucharadita de aceite de oliva

1 cucharada de aceite de canola

Algunas aceitunas para decorar (opcional)

Preparación:

Verter 3 tazas de agua en una olla. Hervir y añadir los macarrones y sal. Cocinar por 3 minutos. Remover del fuego y colar.

En un tazón, combinar el atún con la crema de alcaparras casera. Aplastar bien con un tenedor.

En una sartén grande, combinar el aceite de oliva con aceite de canola. Calentar a fuego medio y agregar la mezcla de atún. Freír por 15-20 minutos, revolviendo constantemente. Agregar los macarrones y mezclar bien. Tapar y dejar que se caliente. Servir caliente con algunas aceitunas.

Información nutricional por porción: Kcal: 224, Proteínas: 33.2g, Carbohidratos: 44.3g, Grasas: 12.5g

54.   Salmón al Romero

Ingredientes:

2 libras de salmón fresco, en rodajas de 1 pulgada

1 taza de aceite de oliva extra virgen

3 cucharadas de jugo de limón, recién exprimido

1 cucharada de romero fresco, en trozos finos

1 cucharadita de orégano seco, molido

1 hoja de laurel seca, aplastada

1 cucharadita de sal

1 cucharada de pimienta cayena, molida

Preparación:

Combinar el aceite de oliva con el jugo de limón, romero, orégano seco, hoja de laurel, sal y pimienta cayena. Revolver bien para combinar.

Usando un cepillo, esparcir esta mezcla sobre el salmón. Dejar reposar por 10-15 minutos.

Mientras tanto, precalentar el grill a fuego medio/alto. Grillar el salmón por 3 minutos de cada lado.

Información nutricional por porción: Kcal: 261, Proteínas: 26g Carbohidratos: 0.2g Grasas: 16.1g

JUGOS

1.   Jugo de Cereza y Pepino

Ingredientes:

2 tazas de cerezas frescas, sin carozo

1 pepino grande, en rodajas

1 limón grande, sin piel

1 manzana Granny Smith mediana, sin centro

2 onzas de agua

Preparación:

Usando un colador, lavar las cerezas bajo agua fría. Cortarlas por la mitad y remover los carozos. Dejar a un lado.

Lavar el pepino y cortarlo en rodajas gruesas. Dejar a un lado.

Pelar el limón y cortarlo por la mitad. Dejar a un lado.

Lavar la manzana y remover el centro. Trozar y dejar a un lado.

Combinar las cerezas, pepino, limón y manzana en una juguera, y pulsar. Transferir a un vaso y añadir el agua. Agregar algunos cubos de hielo antes de servir.

Información nutricional por porción: Kcal: 296, Proteínas: 6.6g, Carbohidratos: 88.4g, Grasas: 1.4g

2.   Jugo de Naranja y Damasco

Ingredientes:

2 naranjas grandes, sin piel

2 damascos grandes, sin carozo

1 taza de semillas de granada

1 taza de uvas verdes

1 limón grande, sin piel

1 rodaja de jengibre pequeña, sin piel

Preparación:

Pelar las naranjas y dividir en gajos. Dejar a un lado.

Lavar los damascos y cortarlos por la mitad. Remover los carozos y trozar. Dejar a un lado.

Cortar la parte superior de la granada y bajar hacia cada membrana blanca. Remover las semillas a un vaso medidor y dejar a un lado.

Pelar el limón y cortarlo por la mitad. Dejar a un lado.

Pelar la rodaja de jengibre y dejar a un lado.

Combinar las naranjas, damascos, granada, limón y jengibre en una juguera, y pulsar. Transferir a un vaso y refrigerar 20 minutos antes de servir.

Información nutricional por porción: Kcal: 294, Proteínas: 7.2g, Carbohidratos: 88.9g, Grasas: 2.3g

3.   Jugo de Arándanos y Menta

Ingredientes:

1 taza de arándanos

1 taza de menta fresca, en trozos

1 manzana roja grande, sin centro

1 pepino grande, en rodajas

2 onzas de agua de coco

Preparación:

Poner los arándanos en un colador y lavar bajo agua fría. Colar y dejar a un lado.

Lavar la menta y romper con las manos. Dejar a un lado.

Lavar la manzana y cortarla por la mitad. Remover el centro y trozar. Dejar a un lado.

Lavar el pepino y perlarlo. Cortar en rodajas finas y dejar a un lado.

Combinar los arándanos, menta, manzana y pepino en una juguera. Pulsar y transferir a un vaso. Añadir el agua de coco y refrigerar 15 minutos, o agregar hielo antes de servir.

Información nutricional por porción: Kcal: 258, Proteínas: 4.7g, Carbohidratos: 74.6g, Grasas: 1.6g

4. Jugo de Frutillas y Mango

Ingredientes:

6 frutillas grandes, en trozos

1 taza de mango, sin piel y en trozos

1 taza de cantalupo, en trozos

1 pepino grande, en rodajas

2 onzas de agua de coco

Preparación:

Lavar las frutillas y trozar. Dejar a un lado.

Pelar el mango y trozarlo. Rellenar un vaso medidor y reservar el resto.

Cortar el cantalupo por la mitad y remover las semillas. Cortar 2 gajos y pelarlos. Trozar y rellenar un vaso medidor. Reservar el resto en la nevera.

Lavar el pepino y cortarlo en rodajas gruesas. Dejar a un lado.

Combinar las frutillas, mango, cantalupo y pepino en una juguera, y pulsar. Transferir a un vaso y añadir el agua de coco. Refrigerar 30 minutos antes de servir.

Información nutricional por porción: Kcal: 209, Proteínas: 5.3g, Carbohidratos: 56.6g, Grasas: 1.5g

5.   Jugo de Palta y Cítricos

Ingredientes:

1 taza de palta, sin carozo y en trozos

1 pepino grande, en rodajas

1 limón grande, sin piel

1 taza de espinaca fresca, en trozos

1 lima grande, sin piel

1 nudo de jengibre pequeño, sin piel

3 onzas de agua

Preparación:

Pelar la palta y cortarla por la mitad. Remover el carozo y trozar. Dejar a un lado.

Lavar el pepino y cortarlo en rodajas gruesas. Dejar a un lado.

Pelar el limón y lima. Cortarlos por la mitad y dejar a un lado.

Lavar la espinaca y romper con las manos. Dejar a un lado.

Pelar el nudo de jengibre y dejar a un lado.

Combinar la palta, pepino, limón, lima, espinaca y jengibre en una juguera. Pulsar y transferir a un vaso. Añadir el agua y refrigerar 20 minutos antes de servir.

Información nutricional por porción: Kcal: 269, Proteínas: 6.7g, Carbohidratos: 35g, Grasas: 22.6g

6.   Jugo de Alcachofa y Cúrcuma

Ingredientes:

1 alcachofa grande, sin piel y en trozos

1 taza de Brotes de Bruselas, recortados

1 zanahoria grande, en rodajas

1 taza de apio fresco, en trozos

1 taza de verdes de nabo, en trozos

1 manzana verde grande, sin centro

½ cucharadita de cúrcuma, molida

2 onzas de agua

Preparación:

Recortar las hojas externas de la alcachofa. Trozar y dejar a un lado.

Recortar las hojas externas de los brotes de Bruselas y lavarlas bien. Cortar por la mitad y dejar a un lado.

Lavar la zanahoria y cortar en rodajas finas. Dejar a un lado.

Lavar el apio y trozarlo. Dejar a un lado.

Lavar la manzana y cortarla por la mitad. Remover el centro y trozar. Dejar a un lado.

Lavar los verdes de nabo y romper con las manos. Dejar a un lado.

Combinar la alcachofa, brotes de Bruselas, zanahoria, apio, verdes de nabo y manzana en una juguera. Pulsar y transferir a un vaso. Añadir la cúrcuma y agua. Agregar hielo antes de servir.

Información nutricional por porción: Kcal: 205, Proteínas: 11.3g, Carbohidratos: 66.7g, Grasas: 1.4g

7.   Jugo de Sandía y Naranja

Ingredientes:

2 tazas de sandía, en trozos

1 naranja grande, sin piel

1 taza de frambuesas

1 kiwi grande, sin piel

2 onzas agua de coco

Preparación:

Cortar la sandía por la mitad. Para dos tazas, necesitará 2 gajos grandes. Pelar y trozar. Remover las semillas y dejar a un lado. Reservar el resto para otra receta. Dejar a un lado.

Pelar la naranja y dividirla en gajos. Dejar a un lado.

Lavar las frambuesas bajo agua fría. Colar y dejar a un lado.

Pelar el kiwi y cortarlo por la mitad. Dejar a un lado.

Combinar la sandía, naranja, frambuesas y kiwi en una juguera. Pulsar y transferir a un vaso. Añadir el agua de coco y refrigerar 15 minutos antes de servir.

Información nutricional por porción: Kcal: 232, Proteínas: 5.8g, Carbohidratos: 71.4g, Grasas: 1.8g

8.   Jugo Salado de Remolacha y Tomate

Ingredientes:

2 tazas de remolachas, recortadas

1 tomate Roma grande, en trozos

1 pepino grande, en rodajas

3 rábanos grandes, recortados

½ cucharadita de romero fresco, en trozos

¼ cucharadita de sal marina

1 onza de agua

Preparación:

Lavar la remolacha y recortar las partes verdes. Trozar y dejar a un lado.

Lavar el tomate y ponerlo en un tazón. Trozar y reservar el jugo. Dejar a un lado.

Lavar el pepino y cortar en rodajas finas. Dejar a un lado.

Lavar los rábanos y recortar las puntas verdes. Cortar por la mitad y dejar a un lado.

Combinar la remolacha, tomate, pepino, rábanos y romero en una juguera. Pulsar y transferir a un vaso. Añadir la sal y agua. Refrigerar 10 minutos antes de servir.

Información nutricional por porción: Kcal: 152, Proteínas: 8.2g, Carbohidratos: 44.9g, Grasas: 1.2g

9.   Jugo de Pimiento y Calabaza

Ingredientes:

3 pimientos rojos grandes, en trozos

1 taza de calabaza, en cubos

1 taza de chirivías, en rodajas

1 cucharada de perejil fresco, en trozos

2 onzas de agua

Preparación:

Lavar los pimientos y cortarlos por la mitad. Remover las semillas y trozar.

Pelar la calabaza y remover las semillas. Cortar en cubos y rellenar un vaso medidor. Reservar el resto para otra receta, en la nevera.

Lavar las chirivías y pelarlas. Cortar en rodajas finas y dejar a un lado.

Combinar los pimientos, calabaza, chirivías y perejil en una juguera. Pulsar y transferir a un vaso. Añadir el agua y un poco de hielo.

Servir inmediatamente.

Información nutricional por porción: Kcal: 238, Proteínas: 7.9g, Carbohidratos: 70.2g, Grasas: 2.1g

10.   Jugo de Papaya y Granada

Ingredientes:

1 papaya grande, sin piel y en trozos

1 taza de semillas de granada

1 manzana verde grande, sin centro

1 cucharada de menta fresca, en trozos

2 onzas de agua

Preparación:

Pelar la papaya y cortarla por la mitad. Remover las semillas y pulpa. Trozar y dejar a un lado.

Cortar la parte superior de la granada y bajar hacia cada membrana blanca. Remover las semillas a un vaso medidor y dejar a un lado.

Lavar la manzana y cortarla por la mitad. Remover el centro y trozar. Dejar a un lado.

Combinar la papaya, granada, manzana y menta en una juguera. Pulsar y transferir a un vaso. Añadir el agua y refrigerar 15 minutos antes de servir.

Información nutricional por porción: Kcal: 438, Proteínas: 6.1g, Carbohidratos: 129g, Grasas: 3.4g

11.   Jugo de Ciruela y Moras

Ingredientes:

5 ciruelas grandes, sin carozo

2 tazas de moras

1 limón grande, sin piel

1 taza de uvas negras

1 manzana Dorada Deliciosa mediana, sin centro

2 onzas de agua

1 cucharadita de miel líquida

Preparación:

Lavar las ciruelas y cortarlas por la mitad. Remover los carozos y trozar. Dejar a un lado.

Lavar las moras bajo agua fría. Colar y dejar a un lado.

Pelar el limón y cortarlo por la mitad. Dejar a un lado.

Lavar las uvas negras y dejar a un lado.

Lavar la manzana y cortarla por la mitad. Remover el centro y trozar. Dejar a un lado.

Combinar las ciruelas, moras, limón, uvas negras y manzana en una juguera. Pulsar y transferir a un vaso. Añadir la miel y agua. Agregar hielo y servir inmediatamente.

Información nutricional por porción: Kcal: 344, Proteínas: 8g, Carbohidratos: 110g, Grasas: 3.1g

12.   Jugo de Ananá y Lima

Ingredientes:

1 taza de trozos de ananá

2 limas grandes, sin piel

1 taza de guayaba, en trozos

1 pepino grande, en rodajas

1 cucharada de albahaca fresca, en trozos

2 onzas de agua

Preparación:

Cortar la parte superior del ananá y pelarlo. Trozar y rellenar un vaso medidor. Reservar el resto en la nevera.

Pelar las limas y cortarlas por la mitad. Dejar a un lado.

Lavar la guayaba y trozar. Rellenar un vaso medidor y reservar el resto en la nevera.

Lavar el pepino y cortar en rodajas finas. Dejar a un lado.

Combinar el ananá, limas, guayaba, pepino y albahaca en una juguera. Pulsar y transferir a un vaso. Añadir el agua y refrigerar 15 minutos antes de servir.

Información nutricional por porción: Kcal: 158, Proteínas: 4.7g, Carbohidratos: 47.9g, Grasas: 1.1g

13.   Jugo de Arándanos Agrios y Pera

Ingredientes:

1 taza de arándanos agrios

1 pera grande, sin centro

1 manzana verde grande, sin centro

3 frutillas grandes, en trozos

1 naranja grande, sin piel

¼ cucharadita de nuez moscada, molida

2 onzas de agua de coco

Preparación:

Lavar los arándanos agrios bajo agua fría. Colar y dejar a un lado.

Lavar la pera y cortarla por la mitad. Remover el centro y trozar. Dejar a un lado.

Lavar la manzana y cortarla por la mitad. Remover el centro y trozar. Dejar a un lado.

Lavar las frutillas y trozar. Dejar a un lado.

Pelar la naranja y dividirla en gajos. Dejar a un lado.

Combinar la pera, manzana, frutillas, naranja y nuez moscada en una juguera. Pulsar y transferir a un vaso. Añadir el agua y refrigerar, o agregar hielo antes de servir.

Información nutricional por porción: Kcal: 158, Proteínas: 4.7g, Carbohidratos: 47.9g, Grasas: 1.1g

14.   Jugo de Zanahoria y Naranja

Ingredientes:

5 zanahorias grandes, sin piel

1 naranja grande, sin piel y en gajos

1 limón grande, sin piel

1 taza de Lechuga Romana, en trozos

1 pepino grande, en rodajas

¼ cucharadita de cúrcuma, molida

Preparación:

Pelar y lavar las zanahorias. Cortar en rodajas finas y dejar a un lado.

Pelar la naranja y dividirla en gajos. Dejar a un lado.

Pelar el limón y cortarlo por la mitad. Dejar a un lado.

Lavar la lechuga y romper con las manos. Dejar a un lado.

Lavar el pepino y cortar en rodajas finas. Dejar a un lado.

Combinar las zanahorias, naranja, limón, lechuga y pepino en una juguera. Pulsar y transferir a un vaso. Añadir la cúrcuma y un poco de hielo antes de servir.

Información nutricional por porción: Kcal: 232, Proteínas: 8.2g, Carbohidratos: 74g, Grasas: 1.7g

15.   Jugo de Espárragos y Verde de Ensalada

Ingredientes:

1 taza de espárragos, recortados

1 taza de verdes de ensalada, en trozos

1 taza de berro, en trozos

1 pimiento verde, en trozos

1 pepino grande, en rodajas

2 onzas de agua

¼ cucharadita de sal

Preparación:

Lavar los espárragos y recortar las puntas. Trozar y rellenar un vaso medidor. Reservar el resto para otro jugo.

Combinar los verdes de ensalada y berro en un colador. Lavar bajo agua fría y romper con las manos. Dejar a un lado.

Lavar el pimiento y cortarlo por la mitad. Remover las semillas y trozar. Dejar a un lado.

Lavar el pepino y cortar en rodajas finas. Dejar a un lado.

Combinar los espárragos, verdes de ensalada, pimiento y pepino en una juguera, y pulsar. Transferir a un vaso y añadir la sal y agua. Refrigerar 15 minutos antes de servir.

Información nutricional por porción: Kcal: 86, Proteínas: 8.2g, Carbohidratos: 26.1g, Grasas: 1g

16.   Jugo de Batata y Verdes

Ingredientes:

1 taza de batatas, sin piel

1 hinojo grande, en trozos

1 taza de Acelga, en trozos

1 taza de lechuga roja, en trozos

1 taza de espinaca fresca, en trozos

1 cabeza pequeña de coliflor, en trozos

1 limón grande, sin piel

Preparación:

Pelar a batata y trozarla. Rellenar un vaso medidor y reservar el resto.

Lavar el bulbo de hinojo y recortar las capas marchitas. Trozar y dejar a un lado.

Combinar la acelga, lechuga roja y espinaca en un colador. Lavar bajo agua fría y colar. Romper con las manos y dejar a un lado.

Recortar las hojas externas de la coliflor. Lavar y trozar. Dejar a un lado.

Pelar el limón y cortarlo por la mitad. Dejar a un lado.

Combinar la batata, hinojo, acelga, coliflor y limón en una juguera, y pulsar. Transferir a un vaso y añadir hielo antes de servir.

Información nutricional por porción: Kcal: 218, Proteínas: 14.3g, Carbohidratos: 67.7g, Grasas: 1.9g

17.   Jugo de Hinojo y Brotes de Bruselas

Ingredientes:

1 bulbo de hinojo mediano, en trozos

1 taza de Brotes de Bruselas, por la mitad

1 pimiento amarillo grande, en trozos

1 pepino grande, en rodajas

¼ cucharadita de sal

2 onzas de agua

Preparación:

Recortar los tallos de hinojo y capas marchitas. Trozar y dejar a un lado.

Recortar las hojas externas y lavar los brotes de Bruselas. Trozar y dejar a un lado.

Lavar el pimiento y cortarlo por la mitad. Remover las semillas y trozar. Dejar a un lado.

Lavar el pepino y cortar en rodajas finas. Dejar a un lado.

Combinar el hinojo, brotes de Bruselas, pimientos y pepino en una juguera. Pulsar y transferir a un vaso. Añadir la sal y agua, y refrigerar 10 minutos antes de servir.

Información nutricional por porción: Kcal: 151, Proteínas: 9.7g, Carbohidratos: 47.6g, Grasas: 1.4g

18. Jugo de Sandía y Durazno

Ingredientes:

1 taza de sandía, en cubos

2 duraznos grandes, sin carozo

1 manzana verde grande, sin centro

5 cerezas frescas, sin carozo

3 onzas de agua de coco

Preparación:

Cortar la sandía por la mitad. Para una taza, necesitará un gajo grande. Pelar y trozar. Remover las semillas y dejar a un lado. Reservar el resto para otros jugos.

Lavar los duraznos y cortarlos por la mitad. Remover los carozos y trozar. Dejar a un lado.

Lavar la manzana y cortarla por la mitad. Remover el centro y trozar. Dejar a un lado.

Lavar las cerezas y cortarlas por la mitad. Remover los carozos y dejar a un lado.

Procesar la sandía, duraznos, naranja y cerezas en una juguera. Transferir a un vaso y añadir el agua de coco. Agregar hielo y servir inmediatamente.

Información nutricional por porción: Kcal: 276, Proteínas: 5.4g, Carbohidratos: 47.6g, Grasas: 1.6g

19.   Jugo de Espinaca y Manzana

Ingredientes:

1 taza de espinaca fresca, en trozos

1 manzana roja grande, sin centro

1 taza de espárragos silvestres, recortados

1 taza de verdes de ensalada, en trozos

1 taza de verdes de mostaza, en trozos

2 onzas de agua

Preparación:

Combinar la espinaca, verdes de ensalada y verdes de mostaza en un colador grande. Lavar bajo agua fría y colar. Romper con las manos y dejar a un lado.

Lavar la manzana y cortarla por la mitad. Remover el centro y trozar. Dejar a un lado.

Combinar la espinaca, verdes de ensalada, verdes de mostaza y manzana en una juguera, y pulsar. Transferir a un vaso y añadir el agua. Refrigerar 15 minutos antes de servir.

Información nutricional por porción: Kcal: 207, Proteínas: 16.1g, Carbohidratos: 58.6g, Grasas: 2.5g

20.   Jugo de Ciruela y Repollo

Ingredientes:

5 ciruelas grandes, sin carozo

1 taza de repollo morado, en trozos

1 taza de moras

1 pepino grande, en rodajas

2 onzas de agua

Preparación:

Lavar las ciruelas y cortarlas por la mitad. Remover los carozos y cortar en cuartos. Dejar a un lado.

Lavar el repollo bajo agua fría. Colar y trozar. Dejar a un lado.

Lavar las moras bajo agua fría usando un colador. Colar y dejar a un lado.

Lavar el pepino y cortar en rodajas finas. Dejar a un lado.

Combinar las ciruelas, repollo, moras y pepino en una juguera, y pulsar. Transferir a un vaso y añadir el agua. Refrigerar 15 minutos antes de servir.

Información nutricional por porción: Kcal: 221, Proteínas: 7.5g, Carbohidratos: 69.1g, Grasas: 2.1g

21.   Jugo de Zapallo Calabaza y Tomate

Ingredientes:

1 taza de zapallo calabaza, en trozos

1 tomate grande, en trozos

1 limón grande, sin piel

1 naranja grande, sin piel

1 pera grande, sin centro y en trozos

2 onzas de agua

1 cucharadita de miel líquida

Preparación:

Lavar el zapallo calabaza y cortarlo por la mitad. Remover las semillas. Trozar y llenar un vaso medidor. Reservar el resto para otro jugo.

Lavar el tomate y ponerlo en un tazón. Trozar y reservar el jugo. Dejar a un lado.

Pelar el limón y cortarlo por la mitad. Dejar a un lado.

Pelar la naranja y dividirla en gajos. Dejar a un lado.

Lavar la pera y cortarla por la mitad. Remover el centro y trozar. Dejar a un lado.

Combinar el zapallo calabaza, tomate, limón, naranja y pera en una juguera. Pulsar y transferir a un vaso. Añadir el agua y miel. Agregar hielo y servir inmediatamente.

Información nutricional por porción: Kcal: 201, Proteínas: 5.9g, Carbohidratos: 66.1g, Grasas: 1.3g

22.   Jugo de Coliflor y Puerro

Ingredientes:

1 cabeza pequeña de coliflor, en trozos

3 puerros grandes, en trozos

1 lima grande, sin piel

1 calabacín grande, en trozos

2 onzas de agua

Preparación:

Recortar las hojas externas de la coliflor. Lavar y trozar. Dejar a un lado.

Lavar los puerros y trozar. Dejar a un lado.

Pelar la lima y cortarla por la mitad. Dejar a un lado.

Pelar el calabacín y cortarlo por la mitad. Remover las semillas y trozar. Dejar a un lado.

Combinar el coliflor, puerros, lima y calabacín en una juguera. Pulsar y añadir el agua. Refrigerar 10 minutos antes de servir.

Información nutricional por porción: Kcal: 241, Proteínas: 13.2g, Carbohidratos: 64.7g, Grasas: 2.6g

23.   Jugo de Frambuesas y Remolacha

Ingredientes:

2 tazas de frambuesas

1 manzana verde grande, sin centro

1 taza de remolacha, en trozos

1 taza de albahaca fresca, en trozos

1 limón grande, sin piel

3 onzas de agua

Preparación:

Lavar las frambuesas bajo agua fría usando un colador. Colar y dejar a un lado.

Lavar la manzana y cortarla por la mitad. Remover el centro y trozar. Dejar a un lado.

Lavar la remolacha y recortar las puntas verdes. Trozar y rellenar un vaso medidor. Reservar el resto para otro jugo.

Lavar la albahaca bajo agua fría y romper con las manos. Dejar a un lado.

Pelar el limón y cortarlo por la mitad. Dejar a un lado.

Combinar las frambuesas, manzana, remolacha, albahaca y limón en una juguera. Pulsar, añadir el agua y refrigerar 10 minutos antes de servir.

Información nutricional por porción: Kcal: 218, Proteínas: 7.5g, Carbohidratos: 76.4g, Grasas: 2.5g

24.   Jugo de Damasco y Granada

Ingredientes:

1 damasco grande, sin carozo

1 taza de semillas de granada

1 limón grande, sin piel

1 naranja grande, en gajos

1 zanahoria grande, sin piel

2 onzas de agua de coco

Preparación:

Lavar el damasco y cortarlo por la mitad. Remover el carozo y trozar. Dejar a un lado.

Cortar la parte superior de la granada y bajar hacia las membranas blancas. Remover las semillas a un vaso medidor y dejar a un lado.

Pelar el limón y cortarlo por la mitad. Dejar a un lado.

Pelar la naranja y dividirla en gajos. Dejar a un lado.

Pelar y lavar la zanahoria. Cortar en rodajas finas y dejar a un lado.

Combinar el damasco, semillas de granada, limón, naranja y zanahoria en una juguera. Pulsar y transferir a un vaso. Añadir el agua de coco y algunos cubos de hielo antes de servir.

Información nutricional por porción: Kcal: 241, Proteínas: 7.3g, Carbohidratos: 73.9g, Grasas: 2.3g

25.   Jugo de Brócoli y Col Rizada

Ingredientes:

2 tazas de brócoli, recortado

1 taza de col rizada fresca, en trozos

1 taza de perejil fresco, en trozos

1 manzana verde grande, en trozos

1 taza de espinaca fresca, en trozos

2 onzas de agua

Preparación:

Lavar el brócoli bajo agua fría y trozar. Dejar a un lado.

Combinar el perejil, col rizada y espinaca en un colador, y lavar bajo agua fría. Colar y romper con las manos. Dejar a un lado.

Lavar la manzana y cortarla por la mitad. Remover el centro y trozar. Dejar a un lado.

Combinar el brócoli, col rizada, perejil, manzana y espinaca en una juguera. Pulsar y añadir el agua.

Refrigerar 20 minutos antes de servir.

Información nutricional por porción: Kcal: 223, Proteínas: 20.4g, Carbohidratos: 62.1g, Grasas: 3.5g

26.   Jugo de Mango y Cereza

Ingredientes:

1 taza de mango, en trozos

1 taza de cerezas frescas, sin carozo

2 tazas de uvas verdes

1 limón grande, sin piel

2 onzas de agua

Preparación:

Lavar el mango y trozarlo. Rellenar un vaso medidor y reservar el resto. Dejar a un lado.

Lavar las cerezas y cortarlas por la mitad. Remover los carozos y dejar a un lado.

Lavar las uvas y rellenar un vaso medidor. Reservar el resto para otro jugo. Dejar a un lado.

Pelar el limón y cortarlo por la mitad. Dejar a un lado.

Combinar el mango, cerezas, uvas y limón en una juguera, y pulsar. Transferir a un vaso y añadir el agua.

Agregar algunos cubos de hielo y servir inmediatamente.

Información nutricional por porción: Kcal: 302, Proteínas: 4.8g, Carbohidratos: 86.3g, Grasas: 1.7g

27.   Jugo de Pomelo y Manzana

Ingredientes:

2 pomelos grandes, sin piel

1 manzana roja grande, sin centro

2 frutillas grandes, en trozos

1 nudo de jengibre pequeño, sin piel

2 onzas de agua de coco

Preparación:

Pelar los pomelos y dividirlos en gajos. Dejar a un lado.

Lavar la manzana y cortarla por la mitad. Remover el centro y trozar. Dejar a un lado.

Lavar las frutillas y trozarlas. Dejar a un lado.

Pelar el nudo de jengibre y dejar a un lado.

Combinar los pomelos, manzana, frutillas y jengibre en una juguera. Pulsar y transferir a un vaso. Añadir el agua de coco y refrigerar por 15 minutos, o agregar hielo antes de servir.

Información nutricional por porción: Kcal: 302, Proteínas: 4.8g, Carbohidratos: 86.3g, Grasas: 1.7g

28.   Jugo de Calabaza y Nuez Moscada

Ingredientes:

2 tazas de calabaza, en cubos

1 manzana verde grande, sin centro

1 pepino grande, en rodajas

1 taza de Acelga, en trozos

2 onzas de agua

¼ cucharadita de nuez moscada, molida

Preparación:

Pelar la calabaza y cortarla por la mitad. Remover las semillas y cortar un gajo grande. Pelarlo y cortar en cubos. Rellenar un vaso medidor y reservar el resto para otro jugo.

Lavar la manzana y cortarla por la mitad. Remover el centro y trozar. Dejar a un lado.

Lavar el pepino y cortar en rodajas finas. Dejar a un lado.

Lavar la acelga bajo agua fría. Colar y romper con las manos. Dejar a un lado.

Combinar la calabaza, manzana, pepino y acelga en una juguera. Pulsar y añadir el agua y nuez moscada. Refrigerar 15 minutos antes de servir.

Información nutricional por porción: Kcal: 196, Proteínas: 5.8g, Carbohidratos: 55.4g, Grasas: 1.1g

29.   Jugo de Apio y Frijoles Verdes

Ingredientes:

2 tazas de apio, en trozos

1 taza de frijoles verdes, en trozos

1 taza de menta fresca, en trozos

1 taza de verdes de remolacha, en trozos

1 pepino grande, en rodajas

2 onzas de agua

¼ cucharadita de sal

Preparación:

Lavar el apio y trozar. Dejar a un lado.

Lavar los frijoles y trozarlos. Dejar a un lado.

Combinar la menta y verdes de remolacha en un colador. Lavar bajo agua fría y romper con las manos. Dejar a un lado.

Lavar el pepino y cortar en rodajas finas. Dejar a un lado.

Combinar el apio, frijoles verdes, menta, verdes de remolacha y pepino en una juguera. Pulsar y transferir a un vaso. Añadir el agua y sal.

Refrigerar 10 minutos antes de servir.

Información nutricional por porción: Kcal: 91, Proteínas: 6.1g, Carbohidratos: 26.1g, Grasas: 1g

30.   Jugo de Frutilla y Durazno

Ingredientes:

1 taza de frutillas, en trozos

2 duraznos grandes, sin carozo

1 manzana verde grande, sin centro

1 limón grande, sin piel

1 kiwi grande, sin piel

1 naranja grande, sin piel

2 onzas de agua

Preparación:

Lavar las frutillas bajo agua fría. Remover las partes verdes y trozar. Dejar a un lado.

Lavar los duraznos y cortarlos por la mitad. Remover los carozos y trozar. Dejar a un lado.

Lavar la manzana y cortarla por la mitad. Remover el centro y trozar. Dejar a un lado.

Pelar el limón y kiwi. Cortar por la mitad y dejar a un lado.

Combinar las frutillas, duraznos, manzana, limón y kiwi en una juguera, y pulsar. Transferir a un vaso y añadir el agua. Agregar hielo y servir inmediatamente.

Información nutricional por porción: Kcal: 345, Proteínas: 7.8g, Carbohidratos: 105g, Grasas: 2.3g

31.   Jugo Ácido de Pimiento y Limón

Ingredientes:

1 pimiento rojo grande, en trozos

1 limón grande, sin piel

1 taza de remolacha, en trozos

1 pepino grande, en rodajas

1 cucharadita de vinagre balsámico

¼ cucharadita de sal

2 onzas de agua

Preparación:

Lavar el pimiento y cortarlo por la mitad. Remover las semillas y trozar. Dejar a un lado.

Pelar el limón y cortarlo por la mitad. Dejar a un lado.

Lavar la remolacha y recortar las puntas verdes. Trozar y rellenar un vaso medidor. Reservar el resto para otro jugo. Dejar a un lado.

Lavar el pepino y cortar en rodajas finas. Dejar a un lado.

Combinar los pimientos, limón, remolacha y pepino en una juguera. Pulsar y transferir a un vaso. Añadir el vinagre balsámico, sal y agua.

Refrigerar 20 minutos antes de servir.

Información nutricional por porción: Kcal: 130, Proteínas: 6.4g, Carbohidratos: 39.2g, Grasas: 1.2g

32.   Jugo de Mora y Damasco

Ingredientes:

1 taza de moras

1 taza de frambuesas

3 damascos grandes, sin carozo

1 manzana roja grande, sin centro

3 zanahorias grandes, sin piel

Preparación:

Combinar las moras y frambuesas en un colador. Lavar bajo agua fría y colar. Dejar a un lado.

Lavar los damascos y cortarlos por la mitad. Remover los carozos y trozar. Dejar a un lado.

Lavar la manzana y cortarla por la mitad. Remover el centro y trozar.

Lavar y pelar las zanahorias. Cortar en rodajas finas y dejar a un lado.

Combinar las moras, frambuesas, damascos, manzana y zanahorias en una juguera. Pulsar y transferir a un vaso. Añadir el agua y refrigerar 20 minutos antes de servir.

Información nutricional por porción: Kcal: 301, Proteínas: 7.6g, Carbohidratos: 97.4g, Grasas: 2.9g

33.   Jugo de Frutilla y Palta

Ingredientes:

5 frutillas grandes, en trozos

1 taza de palta, sin carozo

1 taza de menta fresca, en trozos

1 manzana grande, sin centro

1 limón grande, sin piel

1 pepino grande, en rodajas

Preparación:

Lavar las frutillas y trozarlas. Dejar a un lado.

Pelar la palta y cortarla por la mitad. Remover el carozo y trozar. Rellenar un vaso medidor y reservar el resto.

Lavar la menta y romper con las manos. Dejar a un lado.

Lavar la manzana y cortarla por la mitad. Remover el centro y trozar. Dejar a un lado.

Pelar el limón y cortarlo por la mitad. Dejar a un lado.

Lavar el pepino y cortar en rodajas finas. Dejar a un lado.

Combinar las frutillas, palta, menta, limón y pepino en una juguera, y pulsar. Transferir a un vaso y añadir el agua. Agregar hielo y servir inmediatamente.

Información nutricional por porción: Kcal: 376, Proteínas: 8.1g, Carbohidratos: 67.8g, Grasas: 23.3g

34. Jugo de Cantalupo y Zanahoria

Ingredientes:

1 taza de cantalupo, en cubos

3 zanahorias grandes, en rodajas

1 naranja grande, sin piel

1 manzana verde grande, sin centro

2 onzas de agua de coco

Preparación:

Cortar el cantalupo por la mitad. Remover las semillas y pulpa. Cortar dos gajos y pelarlos. Cortar en cubos y dejar a un lado. Reservar el resto en la nevera.

Lavar y pelar las zanahorias. Cortar en rodajas finas y dejar a un lado.

Pelar la naranja y dividirla en gajos. Dejar a un lado.

Lavar la manzana y cortarla por la mitad. Remover el centro y trozar. Dejar a un lado.

Combinar el cantalupo, zanahorias, naranja y manzana en una juguera. Pulsar y añadir el agua de coco.

Información nutricional por porción: Kcal: 277, Proteínas: 6g, Carbohidratos: 83g, Grasas: 1.4g

## 35.	Jugo de Granada y Pimiento

Ingredientes:

1 taza de semillas de granada

1 pimiento rojo grande, en trozos

1 taza de arándanos agrios

4 ciruelas grandes, sin carozo

1 manzana verde grande, sin centro

Preparación:

Cortar la parte superior de la granada y bajar hacia cada membrana blanca. Remover las semillas a un vaso medidor y dejar a un lado.

Lavar el pimiento y cortarlo por la mitad. Remover las semillas y trozar. Dejar a un lado.

Lavar los arándanos agrios y colar. Dejar a un lado.

Lavar las ciruelas y cortarlas por la mitad. Remover los carozos y trozar. Dejar a un lado.

Lavar la manzana y cortarla por la mitad. Remover el centro y trozar. Dejar a un lado.

Combinar la granada, arándanos agrios, ciruelas y manzana en una juguera. Pulsar y añadir hielo antes de servir.

Información nutricional por porción: Kcal: 277, Proteínas: 6g, Carbohidratos: 83g, Grasas: 1.4g

36.   Jugo de Calabacín y Kiwi

Ingredientes:

1 calabacín grande, sin semillas

3 kiwis grandes, sin piel

1 lima grande, sin piel

1 taza de semillas de granada

1 naranja grande, sin piel

Preparación:

Lavar el calabacín y cortarlo por la mitad. Remover las semillas, trozar y dejar a un lado.

Pelar los kiwis y lima. Cortarlos por la mitad y dejar a un lado.

Cortar la parte superior de la granada y bajar hacia cada membrana blanca. Remover las semillas a un vaso medidor y dejar a un lado.

Pelar la naranja y dividirla en gajos. Dejar a un lado.

Procesar los kiwis, calabacín, lima, semillas de granada y naranja en una juguera.

Transferir a un vaso y añadir hielo antes de servir.

Información nutricional por porción: Kcal: 183, Proteínas: 8.5g, Carbohidratos: 52.6g, Grasas: 1.6g

37.   Jugo de Arándanos y Mango

Ingredientes:

1 taza de mango, en trozos

1 taza de arándanos

1 pepino grande, en rodajas

1 manzana verde grande, sin centro

2 onzas de agua

Preparación:

Lavar el mango y trozarlo. Rellenar un vaso medidor y reservar el resto. Dejar a un lado.

Poner los arándanos en un colador y lavar bajo agua fría. Colar y dejar a un lado.

Lavar la manzana y remover el centro. Trozar y dejar a un lado.

Combinar el mango, arándanos y manzana en una juguera, y pulsar.

Transferir a un vaso y añadir el agua. Agregar hielo antes de servir.

Información nutricional por porción: Kcal: 180, Proteínas: 5.9g, Carbohidratos: 63.5g, Grasas: 1.1g

38. Jugo de Zanahoria y Limón

Ingredientes:

5 zanahorias grandes, en rodajas

2 limones grandes, sin piel

1 manzana verde grande, sin centro

1 taza de Lechuga Romana

2 onzas de agua

Preparación:

Lavar las zanahorias y cortar en rodajas gruesas. Dejar a un lado.

Pelar los limones y cortarlos por la mitad. Dejar a un lado.

Lavar la manzana y remover el centro. Trozar y dejar a un lado.

Lavar la lechuga bajo agua fría. Romper con las manos y dejar a un lado.

Procesar las zanahorias, lechuga, limón y manzana en una juguera. Transferir a un vaso y añadir hielo antes de servir.

Información nutricional por porción: Kcal: 232, Proteínas: 6.1g, Carbohidratos: 74.9g, Grasas: 1.7g

39.   Jugo de Guayaba y Lima

Ingredientes:

1 guayaba grande, sin piel

1 lima grande, sin piel

2 naranjas grandes, sin piel

1 pepino grande, en rodajas

2 onzas de agua

Preparación:

Pelar y lavar la guayaba. Trozar y dejar a un lado.

Pelar la lima y cortarla por la mitad. Dejar a un lado.

Pelar las naranjas y dividir en gajos. Dejar a un lado.

Lavar el pepino y cortar en rodajas finas. Dejar a un lado.

Combinar la lima, guayaba, naranja y pepino en una juguera, y pulsar.

Transferir a un vaso y añadir el agua. Agregar hielo y servir inmediatamente.

Información nutricional por porción: Kcal: 210, Proteínas: 7g, Carbohidratos: 65.7g, Grasas: 1.3g

40.   Jugo de Apio y Limón

Ingredientes:

1 limón grande, sin piel

1 taza de apio, en trozos

1 taza de menta fresca, en trozos

1 taza de espinaca fresca, en trozos

2 onzas de agua

Preparación:

Pelar el limón y cortarlo por la mitad. Dejar a un lado.

Lavar los tallos de apio y trozar. Rellenar un vaso medidor y dejar a un lado.

Lavar la espinaca y menta en un colador. Trozar y poner en un tazón mediano. Dejar a un lado.

Combinar el limón, apio, menta y espinaca en una juguera, y pulsar. Transferir a un vaso y añadir el agua.

Refrigerar 10 minutos antes de servir.

Información nutricional por porción: Kcal: 35, Proteínas: 3.1g, Carbohidratos: 13.2g, Grasas: 0.7g

41.   Jugo de Albahaca y Limón

Ingredientes:

1 taza de albahaca fresca, en trozos

1 limón grande, sin piel

1 taza de Acelga, en trozos

1 manzana verde grande, sin centro

1 taza de menta fresca, en trozos

2 onzas de agua

Preparación:

Combinar la albahaca, acelga y menta en un colador grande. Lavar bajo agua fría. Trozar y dejar a un lado.

Pelar el limón y cortarlo por la mitad.

Lavar la manzana y cortarla por la mitad. Remover el centro y trozar. Dejar a un lado.

Combinar la albahaca, acelga, menta, limón y manzana en una juguera, y pulsar. Transferir a un vaso y añadir el agua.

Refrigerar 10 minutos antes de servir.

Información nutricional por porción: Kcal: 126, Proteínas: 3.9g, Carbohidratos: 39.1g, Grasas: 1.1g

42.   Jugo de Ananá y Zanahoria

Ingredientes:

1 taza de trozos de ananá

2 zanahorias grandes, en rodajas

1 taza de berro, en trozos

1 lima grande, sin piel

1 nudo de jengibre pequeño, sin piel

2 onzas de agua

Preparación:

Pelar el ananá y trozarlo. Dejar a un lado.

Lavar y pelar las zanahorias. Cortar en rodajas finas y dejar a un lado.

Lavar el berro bajo agua fría. Romper con las manos y dejar a un lado.

Pelar la lima y cortarla por la mitad. Dejar a un lado.

Pelar el nudo de jengibre y trozar. Dejar a un lado.

Combinar el ananá, zanahorias, berro, limón y jengibre en una juguera, y pulsar.

Transferir a un vaso y añadir el agua. Agregar hielo y servir.

Información nutricional por porción: Kcal: 135, Proteínas: 3.3g, Carbohidratos: 40.6g, Grasas: 3.3g

43.   Jugo de Naranja y Manzana

Ingredientes:

3 naranjas grandes, sin piel

1 manzana verde grande, sin centro

1 taza de espárragos frescos, recortados

¼ cucharadita de cúrcuma, molida

2 onzas de agua

Preparación:

Pelar las naranjas y dividir en gajos. Dejar a un lado.

Lavar la manzana y remover el centro. Trozar y dejar a un lado.

Lavar los espárragos bajo agua fría y recortar las puntas. Trozar y dejar a un lado.

Combinar las naranjas, manzana y espárragos en una juguera, y pulsar. Transferir a un vaso y añadir la cúrcuma y agua.

Refrigerar 10 minutos antes de servir.

Información nutricional por porción: Kcal: 316, Proteínas: 9.1g, Carbohidratos: 98.1g, Grasas: 1.2g

44.   Jugo de Pomelo y Kiwi

Ingredientes:

2 pomelos grandes, sin piel

1 kiwi grande, sin piel

1 lima grande, sin piel

2 tallos de apio grandes, en trozos

1 taza de lechuga roja, en trozos

2 onzas de agua

Preparación:

Pelar el pomelo y dividirlo en gajos. Dejar a un lado.

Pelar el kiwi y lima. Cortar por la mitad y dejar a un lado.

Lavar y trozar los tallos de apio. Dejar a un lado.

Lavar la lechuga bajo agua fría y trozarla. Dejar a un lado.

Combinar el pomelo, kiwi, apio y lechuga en una juguera, y pulsar.

Transferir a un vaso y añadir el agua. Servir inmediatamente.

Información nutricional por porción: Kcal: 233, Proteínas: 6g, Carbohidratos: 70.7g, Grasas: 1.3g

45.   Jugo de Remolacha y Pera

Ingredientes:

2 tazas de remolacha, en trozos

1 pera grande, sin centro

1 pimiento rojo grande, en trozos

1 limón grande, sin piel

1 rodaja pequeña de raíz de jengibre, sin piel

3 onzas de agua

Preparación:

Lavar la remolacha y recortar las puntas verdes. Trozar y rellenar un vaso medidor. Reservar el resto para otro jugo. Dejar a un lado.

Lavar la pera y cortarla por la mitad. Remover el centro y trozar. Dejar a un lado.

Lavar el pimiento y cortarlo por la mitad. Remover las semillas y trozar. Dejar a un lado.

Pelar el limón y cortarlo por la mitad. Dejar a un lado.

Pelar la rodaja de jengibre y cortarla por la mitad. Dejar a un lado.

Combinar la remolacha, pera, pimiento, limón y jengibre en una juguera. Pulsar y transferir a un vaso.

Añadir el agua y un poco de hielo antes de servir.

Información nutricional por porción: Kcal: 239, Proteínas: 7.5g, Carbohidratos: 76.7g, Grasas: 1.4g

46.   Jugo de Puerro y Col Rizada

Ingredientes:

3 puerros grandes, en trozos

1 taza de col rizada fresca, en trozos

1 taza de brócoli, en trozos

1 pepino grande, en rodajas

1 diente de ajo, sin piel

1 cucharadita de romero fresco, en trozos

2 onzas de agua

Preparación:

Lavar los puerros y trozarlos. Dejar a un lado.

Lavar la col rizada bajo agua fría y trozar. Dejar a un lado.

Lavar el brócoli y trozarlo. Rellenar un vaso medidor y reservar el resto para otro jugo. Dejar a un lado.

Lavar el pepino y cortar en rodajas finas. Dejar a un lado.

Pelar el diente de ajo y cortarlo por la mitad. Dejar a un lado.

Combinar los puerros, col rizada, brócoli, pepino y ajo en una juguera. Pulsar.

Transferir a un vaso y añadir el agua. Puede agregar una pizca de sal si lo desea.

Servir inmediatamente.

Información nutricional por porción: Kcal: 231, Proteínas: 11.6g, Carbohidratos: 61.6g, Grasas: 2.1g

OTROS TITULOS DE ESTE AUTOR

70 Recetas De Comidas Efectivas Para Prevenir Y Resolver Sus Problemas De Sobrepeso: Queme Calorías Rápido Usando Dietas Apropiadas y Nutrición Inteligente

Por

Joe Correa CSN

48 Recetas De Comidas Para Eliminar El Acné: ¡El Camino Rápido y Natural Para Reparar Sus Problemas de Acné En 10 Días O Menos!

Por

Joe Correa CSN

41 Recetas De Comidas Para Prevenir el Alzheimer: ¡Reduzca El Riesgo de Contraer La Enfermedad de Alzheimer De Forma Natural!

Por

Joe Correa CSN

70 Recetas De Comidas Efectivas Para El Cáncer De Mama: Prevenga Y Combata El Cáncer De Mama Con una Nutrición Inteligente y Alimentos Poderosos

Por

Joe Correa CSN

www.ingramcontent.com/pod-product-compliance
Lightning Source LLC
Chambersburg PA
CBHW030244030426
42336CB00009B/240